AME 科研时间系列医学图书 1B059

复旦肿瘤放射治疗靶区勾画临床病例精粹

名誉主编：郭小毛

主　　编：章　真

副 主 编：胡超苏　　樊　旼　　俞晓立　　胡伟刚

　　　　　应红梅　　赵快乐　　马学军

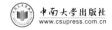
中南大学出版社
www.csupress.com.cn
·长沙·

图书在版编目（CIP）数据

复旦肿瘤放射治疗靶区勾画临床病例精粹/章真主编.
—长沙：中南大学出版社，2021.10
ISBN 978 - 7 - 5487 - 4653 - 9

Ⅰ.①复…　Ⅱ.①章…　Ⅲ.①肿瘤—放射治疗学　Ⅳ.①R730.55

中国版本图书馆CIP数据核字(2021)第190677号

AME 科研时间系列医学图书 1B059

复旦肿瘤放射治疗靶区勾画临床病例精粹
FUDAN ZHONGLIUFANGSHEZHILIAO BAQUGOUHUA
LINCHUANGBINGLI JINGCUI

主编：章真

□丛书策划　郑　杰　汪道远　陈海波

□项目编辑　陈海波　廖莉莉

□责任编辑　陈海波　李惠清　董　杰

□责任印制　唐　曦　潘飘飘

□版式设计　朱三萍　林子钰

□出版发行　中南大学出版社

　　　　　　社址：长沙市麓山南路　　　　　　邮编：410083

　　　　　　发行科电话：0731-88876770　　　　传真：0731-88710482

□策　划　方　AME Publishing Company

　　　　　　地址：香港沙田石门京瑞广场一期，16 楼 C

　　　　　　网址：www.amegroups.com

□印　　装　天意有福科技股份有限公司

□开　　本　710×1000　1/16　□印张 15　□字数 299 千字　□插页

□版　　次　2021 年 10 月第 1 版　□2021 年 10 月第 1 次印刷

□书　　号　ISBN 978 - 7 - 5487 - 4653 - 9

□定　　价　285.00 元

编者风采

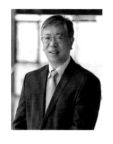

名誉主编：郭小毛

复旦大学附属肿瘤医院院长、上海市质子重离子医院（复旦大学附属肿瘤医院质子重离子中心）院长

教授，主任医师，博士研究生导师。上海市优秀学科带头人、中国抗癌协会副理事长、中国抗癌协会肿瘤放射治疗专业委员会主任委员、中国癌症学会副理事长。

主要从事乳腺肿瘤和腹部肿瘤的放射治疗（含质子重离子治疗），尤其在乳腺癌、前列腺癌等肿瘤疾病的放射治疗及多学科综合治疗方面有较深的研究。承担国家科技部"863"计划、国家自然科学基金、上海张江国家自主创新示范区专项发展资金重大项目等多项科研项目，先后在国内外肿瘤权威杂志发表论文百余篇。

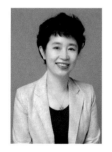

主编：章真

复旦大学附属肿瘤医院放疗中心主任

博士，教授，主任医师，博士研究生导师。中华医学会放射肿瘤治疗学分会副主任委员，中国医师协会放射治疗分会副会长，中国临床肿瘤学会（CSCO）放射治疗专业委员会副主任委员，中国抗癌协会辐射防护及治疗专业委员会副主任委员，中国抗癌协会支持治疗专业委员会副主任委员，上海医学会放射治疗专业委员会主任委员，上海市抗癌协会放射治疗专业委员会主任委员。

近5年以第一或通讯作者发表论文65篇，其中SCI论文63篇，最高影响因子44.544（*JCO*）。出版专著4本。获得国家自然科学基金3项，上海市基金2项，中国抗癌协会科技奖二等奖，上海抗癌协会科技奖一等奖，上海市优秀发明金奖。荣获全国巾帼建国标兵标号、国之名医·卓越建树称号。上海市领军人才、上海市三八红旗手。

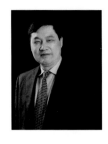

副主编：胡超苏

复旦大学附属肿瘤医院放疗中心副主任，复旦大学鼻咽癌诊治中心主任

主任医师，教授，博士研究生导师，鼻咽癌领域首席专家。中国抗癌协会鼻咽癌专业委员会前主任委员，上海医学会放射肿瘤专业委员会前主任委员，中国抗癌协会神经肿瘤专业委员会常务委员，中国抗癌协会肿瘤放射治疗专业委员会常务委员，中国临床肿瘤学会鼻咽癌专业委员会副主任委员，中国临床肿瘤学会头颈肿瘤专业委员会副主任委员，上海市抗癌协会鼻咽癌专业委员会主任委员。

分别于1994年和2004年在美国William Beaumont医院放射治疗科和MD Anderson肿瘤中心放射治疗科进修。主要从事鼻咽癌及头颈部肿瘤的放射治疗及综合治疗工作。发表论文150多篇。获得中国抗癌协会一等奖、教育部科技进步奖二等奖、核工业部科技进步二等奖、上海市科技进步三等奖、上海市抗癌协会二等奖等多个奖项。

副主编：樊旼

复旦大学附属肿瘤医院放疗中心副主任、肺癌中心副主任，复旦大学胸部肿瘤研究所副所长

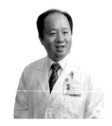

主任医师，硕士研究生导师。中国医师协会肿瘤多学科诊疗专业委员会常务委员，中国医师协会放疗医师分会肺癌放疗学组副组长，中国抗癌协会放疗专业委员会肺癌学组委员，中华医学会上海分会肿瘤放疗学会委员、立体定向放疗学组副组长，上海市抗癌协会放射肿瘤学专业委员会委员、胸部肿瘤专业委员会委员、肺癌免疫专业委员会委员、脑转移瘤专业委员会常务委员，上海市呼吸病研究所肺癌放射治疗研究室副主任。教育部新世纪优秀人才、上海优秀青年医学人才。

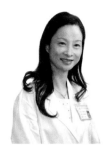

副主编：俞晓立

复旦大学附属肿瘤医院放疗中心副主任

医学博士，主任医师，博士研究生导师。中华医学会肿瘤学分会青年委员会委员，中国医师协会肿瘤医师分会青年委员会副主任委员，中国抗癌协会肿瘤放射治疗专业委员会常务委员，中国抗癌协会乳腺癌专业委员会委员，中国研究型医院学会乳腺癌专业委员会委员，上海市医学会放射治疗专业委员会副主任委员，上海市抗癌协会乳腺癌专业委员会常务委员，上海市中西医结合学会乳腺病专业委员会常务委员，上海市抗癌协会放疗专业委员会委员，上海市核学会肿瘤放疗和影像专业委员会秘书长。
主要研究方向为乳腺癌及软组织肿瘤的放射治疗相关临床及转化性研究。以项目负责人身份主持国家自然科学基金面上项目一项及青年基金一项，上海市卫生健康委员会课题一项，担任欧洲放射治疗与肿瘤学会（ESTRO）的英文杂志 *Clinical & Translational Radiation Oncology* 编委，共发表论文50篇，其中以第一作者及通讯作者发表SCI论文25篇，中文核心期刊3篇。

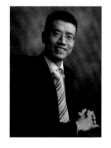

副主编：胡伟刚

复旦大学附属肿瘤医院放疗中心副主任

博士，研究员，博士研究生导师。中华医学会放射肿瘤治疗学分会委员、第十届放射物理学组组长、数据智能学组委员，中国医师协会放射肿瘤治疗医师分会肿瘤放疗人工智能与大数据学组副组长，中国抗癌协会肿瘤放射治疗专业委员会委员，中国生物医学工程学会医学物理分会青年委员会主任委员，中国生物医学工程学会医学物理分会秘书，中国医学装备协会放射治疗装备与技术专业委员会常委，上海市医学会放射治疗学分会委员兼秘书，上海市医学会放射治疗分会放射物理学组组长，上海市抗癌协会放射治疗专业委员会副主任委员，美国医学物理学家学会（AAPM）会员，*Medical Physics* 杂志主编助理（Associate editor）。
主要研究方向为自动计划和勾画、放疗全流程管理、运动管理、人工智能辅助放疗决策等。以第一和通讯作者发表SCI文章30多篇。主持国家自然科学基金面上项目和青年基金各一项。申请专利6项，软件著作权2项。

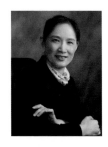

副主编：应红梅

复旦大学附属肿瘤医院放疗中心头颈专科主任

博士，主任医师，硕士研究生导师。复旦大学鼻咽癌中心副主任委员。中国抗癌协会上海市鼻咽癌专业委员会副主任委员，中国抗癌协会鼻咽癌专业委员会委员，中华医学会鼻咽癌学组委员。一直致力于鼻咽癌及其他头颈部肿瘤相关的临床和基础研究。曾负责多项上海市科委课题，以第一作者及通讯作者发表文章30余篇。获上海市抗癌协会科技奖二等奖。

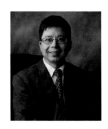

副主编：赵快乐

复旦大学附属肿瘤医院放疗中心胸部专科主任

博士，主任医师，博士研究生导师。中国医师协会肿瘤医师分会食管癌学组副组长，中国抗癌协会上海放疗专业委员会副主任委员，中国抗癌协会食管癌专业委员会委员。曾获中国教育部科技进步一等奖、中国抗癌协会科技进步二等奖、山东省科技进步一等奖、上海市抗癌科技奖二等奖、明治乳业生命科学奖等多个奖项，主持国家自然科学基金等多项。在 J Clin Oncol 和 Nat Commun 等杂志发表论文90余篇。

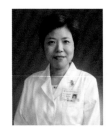

副主编：马学军

复旦大学附属肿瘤医院放疗中心普瘤专科主任

医学博士，副主任医师。曾赴日本东京大学医学部、新加坡国立大学医院放疗科及德国海德堡粒子治疗中心进修。
复旦大学附属肿瘤医院淋巴瘤及泌尿系统肿瘤多学科主要成员，中国抗癌协会淋巴瘤专业委员会委员，上海抗癌协会淋巴瘤专业委员会副主任委员，CSCO泌尿肿瘤专业委员会委员，CSCO前列腺癌专业委员会委员。《中华放射肿瘤学杂志》《JCO中文版-泌尿系统肿瘤专刊》等杂志编委。发表SCI论文20余篇，参与编写肿瘤学专著7部。目前主要专注于恶性淋巴瘤、泌尿系统肿瘤等肿瘤的放射治疗及综合治疗。

名誉主编：

郭小毛

主编：

章　真

副主编：

胡超苏　　　　樊　旼　　　　俞晓立　　　　胡伟刚

应红梅　　　　赵快乐　　　　马学军

秘书：

欧　丹　　　　艾沓杉

作者（以姓氏拼音首字母为序）：

包慈航	陈佳艳	陈星星	陈赟	储楚	储黎
楚潇	邓家营	樊旼	范进	范兴文	方驰
谷雨	胡超苏	蒋晨雪	孔芳芳	李春艳	李桂超
李淑艳	李玉姣	刘笛	刘明	刘琪	刘心舟
陆雪官	罗菊锐	罗幼君	吕涛	吕颖琛	马学军
毛广敏	孟晋	倪建佼	牛小爽	欧丹	区晓敏
任文佳	申丽君	石薇	孙文洁	万觉锋	汪宣伊
王博妍	王江枫	王靖雯	王小方	王雅琪	文钧淼
吴开良	吴双	伍瑞燕	邢星	许婷婷	薛芬
杨立峰	杨佑琦	余奇	俞晓立	翟瑞萍	张慧
张敬	张军华	张丽	张晓斐	章真	赵快乐
周鑫	朱骥	朱正飞	祝鸿程		

丛书介绍

很高兴，由AME出版社、中南大学出版社联合出品的"AME科研时间系列医学图书"，如期与大家见面！

虽然学了4年零3个月医科，但是，仅仅做了3个月实习医生，就选择弃医了，不务正业，直到现在在做医学学术出版和传播这份工作。2015年，毕业10周年。想当医生的那份情结依旧有那么一点，有时候不经意间会触动到心底深处……

2011年4月，我和丁香园的创始人李天天一起去美国费城出差，参观了一家医学博物馆——马特博物馆（The Mütter Museum）。该博物馆隶属于费城医学院，创建于1858年，如今这里已经成为一个展出各种疾病、伤势、畸形案例，以及古代医疗器械和生物学发展的大展厅，展品逾20 000件，其中包括战争中伤者的照片、连体人的遗体、侏儒的骸骨以及人体病变结肠等。此外还有世界上独一无二的收藏，比如一个酷似肥皂的女性尸体、一个长有两个脑袋的儿童的颅骨等。该博物馆号称"Birthplace of American Medicine"。走进一个礼堂，博物馆的解说员介绍宾夕法尼亚大学医学院开学典礼都会在这个礼堂举行。当时，我忍不住问了李天天一个问题：如果当初你学医的时候，开学典礼在这样的礼堂召开的话，你会放弃做医生吗？他的回答是：不会。

2013年5月，参加英国医学杂志（BMJ）的一个会议，会议之后，有一个晚宴，BMJ为英国一些优秀的医疗团队颁奖，BMJ的主编和BBC电台的著名节目主持人共同主持这个年度颁奖晚宴。令我惊讶的是，BMJ给每个获奖团队的颁奖词，从未提及该团队过去几年在什么大牛杂志上发表过什么大牛论文，而是关注这些团队在某个领域提高医疗服务质量，减轻病患痛苦，降低医疗费用等方面所作出的贡献。

很多朋友好奇地问我，AME是什么意思？

AME的意思就是，Academic Made Easy, Excellent and Enthusiastic。2014年9月3日，我在朋友圈贴出3张图片，请大家帮忙一起从3个版本的AME宣传彩页中选出一个喜欢的。最后，上海中山医院胸外科的沈亚星医生竟然给出一个AME的"神翻译"：欲穷千里目，快乐搞学术。

AME是一个年轻的公司，拥有自己的梦想。我们的核心价值观第一条是：Patients Come First！以"科研（Research）"为主线。于是，2014年4月

24日，我们的微信公众号上线，取名为"科研时间"。"爱临床，爱科研，也爱听故事。我是科研时间，这里提供最新科研资讯，一线报道学术活动，分享科研背后的故事。用国际化视野，共同关注临床科研，相约科研时间。"希望我们的AME平台，能够推动医学学术向前进步，哪怕是一小步！

如果说酒品如人品，那么，书品更似人品。希望我们"AME科研时间系列医学图书"丛书能将临床、科研、人文三者有机结合到一起，像西餐一样，烹调出丰富的味道，搭配出一道精美的佳肴，一一呈现给各位。

汪道远
AME出版社社长

序言

放射治疗是肿瘤治疗的主要手段之一，在恶性肿瘤治疗中的地位日益提高。随着放射治疗技术突飞猛进的发展，放射治疗设备在国内也得到广泛普及，相关人才的培养成为亟待解决的问题。复旦大学附属肿瘤医院数十年来致力于推广放疗前沿技术与先进理念，每年招收近百名来自全国各地的放疗医生来院学习进修。应广大放射治疗工作者的需求，我们特编写了《复旦肿瘤放射治疗靶区勾画临床病例精粹》，作为总结相关指南推荐及复旦大学附属肿瘤医院相关经验的结晶。

本书利用数十个真实案例，系统阐述了常见肿瘤的放疗适应证、靶区勾画原则、靶区剂量要求和危及器官剂量限制，并给出了具体的靶区勾画实例。同时，对相关的多学科综合治疗原则进行了综述，参考相关国际指南推荐及临床研究前沿进展，旨在指导放射治疗工作中的靶区勾画和计划设计。

本书以实用性为主，力求贴近肿瘤放射治疗的临床实践。参与此书编写的作者均为长期在临床一线的肿瘤放射治疗医生，在此感谢各位作者在繁忙的临床工作中参与本书的编写工作。

在复旦大学附属肿瘤医院建院90周年之际，我们希望能够传承前辈衣钵，发扬"关爱、求实、团结、开拓"的院训精神，在新时代将放射治疗事业推向前进。

由于时间有限，本书仍存在一些可以改进之处，欢迎各位读者给予指正。

章真
复旦大学附属肿瘤医院放射治疗中心主任

目　录

第一篇 鼻咽癌

第一章　早期鼻咽癌

一、临床资料

（一）简要病史

患者，男性，49岁，患者3个月前无明显诱因下出现回缩性血涕，无听力下降、耳鸣，无鼻塞、视物模糊，无头痛呕吐、面部麻木。行鼻咽镜检查并取病理活检，病理诊断为鼻咽恶性肿瘤。为求进一步诊治，门诊以"回缩性血涕3个月"收住院治疗。

（二）相关检查

（1）体格检查：身高170 cm，体重67 kg，采用美国东部肿瘤协作组（Eastern Cooperative Oncology Group，ECOG）制定的体力状态评分，评定为1分。一般情况尚好，两侧颈部未触及明显肿大淋巴结。间接鼻咽镜下示鼻咽左顶侧壁见新生物，呈结节样改变，表面僵硬。张口无受限，伸舌居中，颅神经征（－）。

（2）病理活检：鼻咽部左侧非角化性鳞状细胞癌，未分化型。

（3）鼻咽部磁共振成像（magnetic resonance imaging，MRI）：显示鼻咽左侧壁、顶壁软组织增厚伴强化；左侧咽隐窝变浅，咽鼓管咽口开口清晰。颅底及海绵窦未见明显异常。左侧咽后淋巴结肿大，两侧颈部强化后见小淋巴结。双侧上颌窦黏膜下囊性信号影（图1-1~图1-4）。

（4）其他检查：正电子发射断层扫描计算机成像技术（positron emission tomography-computed tomography，PET-CT）：提示鼻咽左侧壁增厚，氟代脱氧葡萄糖（fluorodeoxyglucose，FDG）摄取异常增高，最大标准摄取值（maximal standard uptake value，SUVmax）为12.7，未发现远处转移。EB病毒（Epstein-Barr virus，EBV）DNA为$1.82×10^3$拷贝/mL，其他血液生化指标及心电图均正常。

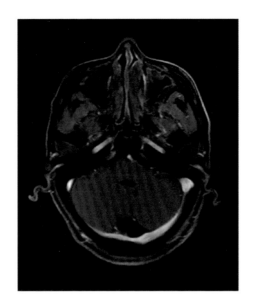

图1-1　鼻咽顶壁层面

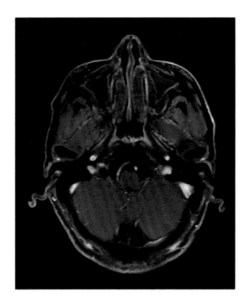

图1-2　鼻咽顶后壁层面

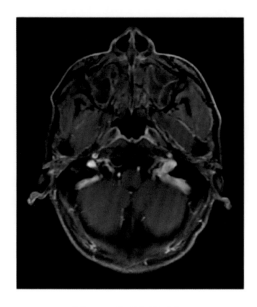

图1-3 鼻咽中份层面1

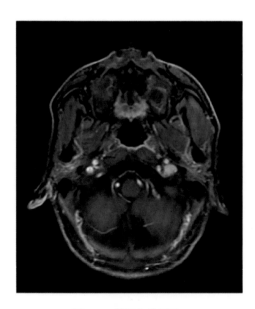

图1-4 鼻咽中份层面2

（三）诊断

鼻咽癌T1N1M0，Ⅱ期[美国癌症联合会（American Joint Committee on Cancer，AJCC）／国际抗癌联盟（Union for International Cancer Control，UICC）TNM分期第8版]。

二、体位及固定方式

患者采取仰卧位，躺于平板制模床。选择合适的头枕，或采用发泡胶制成适于患者头颈部轮廓的发泡垫，以热塑膜头颈肩面罩固定。采用CT图像上可显影的介质点在激光线交叉位置做好标记，作为定位参考点，并行CT扫描，层厚3~5 mm（图1-5~图1-6）。

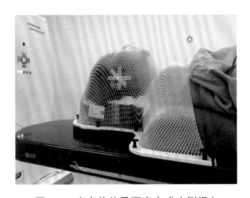

图1-5　患者体位及固定方式（侧视）

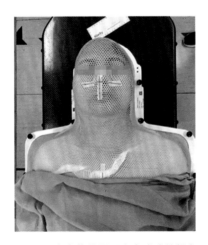

图1-6　患者体位及固定方式（俯视）

三、靶区勾画及剂量

（一）靶区勾画原则

在每层定位CT图像上勾画靶区（图1-7~图1-17），包括鼻咽大体肿瘤靶区（gross tumor volume of nasopharyngeal carcinoma，GTVnx）、颈部大体肿

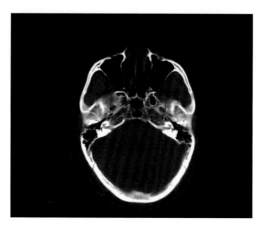

图1-7　鼻咽顶壁层面

前界：上颌窦后壁连线前5 mm；后界：斜坡前
1/2；外界：翼突基底部，卵圆孔，岩骨尖1/2。

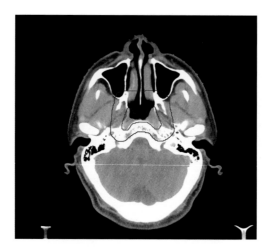

图1-8　鼻咽顶后壁层面

前界：上颌窦后壁连线前5 mm；后界：斜坡前
1/2；外界：翼外板外缘，卵圆孔，岩骨尖1/2。

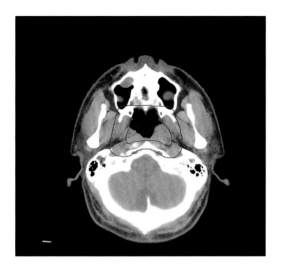

图1-9　鼻咽中份层面

前界：上颌窦后壁连线前5 mm；后界：斜坡前1/2；
外界：翼外板外缘，翼外肌内缘，颈内静脉外缘。

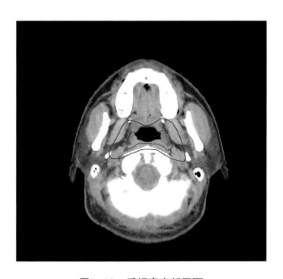

图1-10　后颅窝底部层面

前界：翼突连线（可适当避开软腭）；后界：第1颈
椎前缘；外界：翼内肌内缘，茎突内缘。

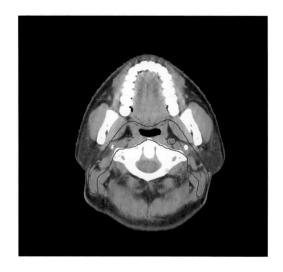

图1-11 第1颈椎层面

前界：咽侧壁，避开悬雍垂（病灶未累及口咽时）；后界：颈椎前缘；外界：翼内肌内缘，二腹肌内缘，腮腺和乳突内缘；内界：椎旁肌肉外缘。

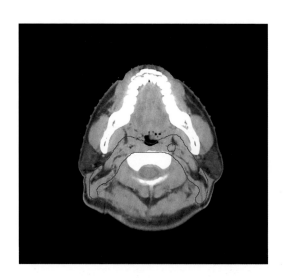

图1-12 第1与第2颈椎间盘层面

前界：咽侧壁1/2；后界：椎体前缘，胸锁乳突肌后缘；外界：翼内肌内缘，二腹肌内缘，腮腺内缘，胸锁乳突肌内缘；内界：椎旁肌肉外缘。

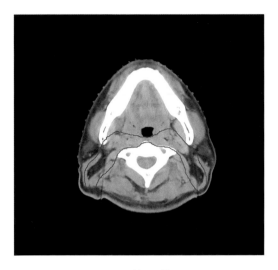

图1-13　第2颈椎层面

前界：颌下腺后缘；后界：椎体前缘，胸锁乳突肌后缘；外界：翼内肌内缘，二腹肌内缘，腮腺内缘，胸锁乳突肌内缘；内界：咽侧壁，椎旁肌肉外缘。

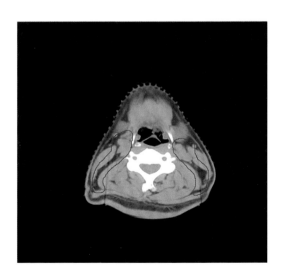

图1-14　舌骨体上缘层面

前界：颌下腺后缘；后界：斜方肌前缘；外界：胸锁乳突肌内缘，颈阔肌；内界：肩胛提肌外缘，颈内动脉内缘。

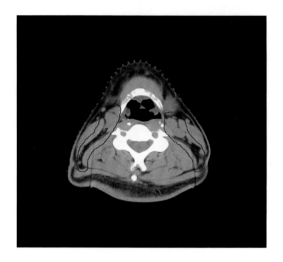

图1-15　舌骨体层面

前界：颌下腺后缘；后界：斜方肌前缘；外界：胸锁乳突肌内缘，颈阔肌；内界：肩胛提肌外缘，颈内动脉内缘。

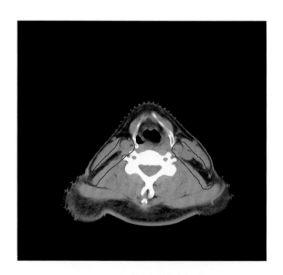

图1-16　甲状软骨上缘层面

前界：胸锁乳突肌前缘；后界：斜方肌前缘；外界：胸锁乳突肌内缘，颈阔肌；内界：肩胛提肌外缘，斜角肌外缘，颈总动脉内缘。

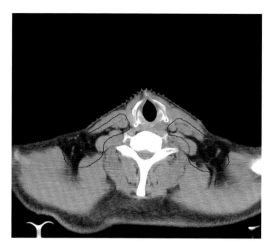

图1-17　环状软骨层面

前界：胸锁乳突肌前缘；后界：斜方肌前缘；外界：胸锁乳突肌内缘，颈阔肌；内界：肩胛提肌外缘，斜角肌外缘，颈总动脉内缘。

瘤靶区（gross tumor volume of cervical node，GTVnd）、高危临床靶区（clinical target volume 1，CTV1）、低危临床靶区（clinical target volume 2，CTV2）。所有靶区均外扩3~5 mm形成相应的计划靶区（planning target volume，PTV），即PTVnx、PTVnd、PTV1和PTV2，其距离皮肤的距离均不应小于3 mm。其中，GTVnx包括肿瘤原发部位、整个鼻咽腔黏膜下5 mm和咽后转移淋巴结。GTVnd包括所有的颈部转移淋巴结，颈部阳性淋巴结的定义如下：图像上的淋巴结横断面最小径≥10 mm，其中Ⅱa区淋巴结≥11 mm；淋巴结中央坏死或环形强化；同一区域内≥3个淋巴结且横断面最小径≥8 mm；淋巴结包膜外侵犯，包括淋巴结周围脂肪间隙部分或全部消失、淋巴结边缘不规则强化、淋巴结相互融合。原发灶的CTV1包括GTVnx、咽旁间隙、翼腭窝、斜坡前1/2、部分岩尖、圆孔、卵圆孔、蝶骨大翼、翼突翼板、蝶窦下部、鼻腔后鼻孔前5 mm、上颌窦后壁前5 mm、部分后组筛窦、海绵窦，并根据具体肿瘤范围而调整，原则上CTV距离GTVnx不小于8~10 mm。淋巴结的CTV1包括PTVnd、颈部Ⅱ淋巴引流区、颈部Ⅲ淋巴引流区和颈部Ⅴa淋巴引流区。需要勾画的危及器官包括颞叶、脑干、脊髓、视神经、视交叉、眼球、晶体、垂体、腮腺（含浅叶和深叶）、颞颌关节、口腔、内耳和喉。

靶区层面中，红色线代表GTVnx，绿色线代表GTVnd，蓝色线代表CTV1。该例患者颈部淋巴结为阴性，原则上可选择性省略照射下颈，故此处CTV2未勾画。

（二）放疗技术及剂量

采用调强放射治疗（intensity modulated radiotherapy，IMRT）技术，对于T1~T2期的鼻咽癌患者，PTVnx和PTVnd的处方剂量均为66 Gy/30 Fx，PTV1和PTV2的处方剂量分别为60 Gy/30 Fx；54 Gy/30 Fx。患者每天接受一个分次放疗，每周治疗5天。

（三）正常组织限量

正常组织剂量限制如表1-1所示。

表1-1　正常组织剂量限制

正常器官	剂量限制
颞叶	最高剂量≤60 Gy[a]
脑干	最高剂量≤54 Gy[b]
脊髓	最高剂量≤45 Gy
视神经，视交叉	最高剂量≤54 Gy[c]
眼球	平均剂量≤35 Gy
晶体	最高剂量≤8 Gy
颞颌关节	最高剂量<70 Gy
垂体	平均剂量<50 Gy
腮腺	双侧腮腺平均剂量<26 Gy[d]
口腔	平均剂量<40 Gy
内耳	平均剂量<50 Gy
喉	平均剂量<45 Gy

注：[a]若不能达到（如T3-4），则应控制65 Gy的体积≤1%；[b]若不能达到，则应控制>60 Gy的体积≤1%；[c]若不能达到，则应控制>60 Gy的体积≤1%；[d]若不能达到，则应保证<30 Gy的体积≥50%。

四、讨论

早期鼻咽癌通常包含Ⅰ~Ⅱ期鼻咽癌。现有临床报道中所指的Ⅱ期鼻咽癌多以AJCC/UICC第7版TNM分期为划分标准，包括T2N0、T1N1及T2N1的患者，即原发灶累及范围局限在鼻咽、鼻腔、口咽、咽旁间隙，无淋巴结转移或淋巴结限于咽后淋巴结和（或）单侧锁骨上窝以上直径<6 cm的患者，在初诊患者中约占1/4。根据2017年发表于*Radiotherapy and Oncology*杂志的鼻咽癌靶区

勾画共识，对于早期鼻咽癌，原发灶高危区PTVnx的勾画通常遵循GTVnx外扩5 mm的原则。原发肿瘤中危区（CTVp2）则是在PTVnx的基础上外扩5 mm，上界应包含蝶窦的下半部，无须包括海绵窦，但应将颅底解剖屏障薄弱的孔道，如圆孔、卵圆孔、破裂孔包含在内，且如无明显的后外侧广泛侵犯，则向后不需要包括颈静脉孔及舌下神经管；向两侧应将整个咽旁间隙包含在内，向前应包括上颌窦后部5 mm；对于颈部淋巴引流区的预防性照射范围，根据复旦大学附属肿瘤医院既往的一项回顾性分析，对于N0或仅有咽后淋巴结转移的患者，颈部采取选择性淋巴结照射，CTVp2通常仅包含双侧上中颈淋巴引流区，也即Ⅱ、Ⅲ及Ⅴa区；对于N1患者，CTVp2应当包含对同侧上颈部淋巴引流区以及对侧的上颈部淋巴引流区；对于无淋巴结转移的同侧下颈部，可以采用低一级的剂量梯度。根据复旦大学附属肿瘤医院开展的一项回顾性分析，对N0患者在仅对上颈部行预防性照射的情况下，颈部淋巴结复发比例约为1%。因此，对于无淋巴结转移一侧的下颈部，可以考虑不行预防性照射。

Ⅰ期鼻咽癌采用单纯放疗即可获得较为满意的疗效。对于Ⅱ期鼻咽癌，美国国家综合癌症网络（National Comprehensive Cancer Network，NCCN）发布的指南中，将其综合治疗策略与局部晚期鼻咽癌的策略归为同一类，治疗模式包括诱导化疗、同期放化疗及辅助化疗在内的综合治疗，但综合治疗模式孰优孰劣仍存在较大争议。Ⅱ期鼻咽癌肿瘤负荷相对较小，原发灶局部侵犯的范围局限，区域淋巴结无转移或转移限于单侧颈部，与局部晚期鼻咽癌相比预后明显较好。既往研究表明，随着调强放疗技术的广泛普及，鼻咽癌的总体疗效进一步提高，Ⅱ期鼻咽癌采用单纯放疗已取得较为满意的疗效，与局部晚期鼻咽癌采取相同的治疗强度，明显提高了治疗毒性作用和不良反应的发生率。因此，降低早期鼻咽癌治疗强度已成为目前临床探索的趋势。已有来自多个中心的回顾性研究针对不同的综合治疗模式在早期鼻咽癌中的应用及疗效进行了分析，对于这一部分患者是否需要接受化疗、化疗和（或）放疗的最佳结合模式难以得出一致的结论。2017年发表的一项Meta分析纳入来自11项研究的2 138例早期鼻咽癌患者，分析结果显示，对于Ⅱ期鼻咽癌患者放化疗联合仅在局部控制率方面优于二维放疗；单纯调强放疗与放化疗联合的总体生存率、无局部复发生存率及无远处转移生存率均无显著差异，但放化疗联合治疗的患者3~4级的不良反应发生率明显较高。因此，对于早期鼻咽癌患者适当降低治疗强度，在维持疗效的前提下进一步降低治疗毒性是今后临床实践及研究的探索方向。

根据AJCC/UICC 2017年颁布的第8版TNM分期，累及椎前肌肉及翼内外肌的原发病灶也已纳入鼻咽癌T2范围内，N1则将淋巴结转移下界提高至环状软骨下缘以上。而在2019年版的NCCN指南中，Ⅱ期鼻咽癌的治疗策略仍与局部晚期鼻咽癌划入同一类。新分期下的早期鼻咽癌的最佳综合治疗模式仍待大样本前瞻性临床研究证实。

参考文献

[1]　Lee AW，Ng WT，Pan JJ，et al. International guideline for the delineation of the clinical target volumes (CTV) for nasopharyngeal carcinoma[J]. Radiother Oncol，2018，126(1)：25-36.

[2]　Ou X，Shen C，Kong L，et al. Treatment outcome of nasopharyngeal carcinoma with retropharyngeal lymph nodes metastasis only and the feasibility of elective neck irradiation[J]. Oral Oncol，2012，48(10)：1045-1050.

[3]　Gao Y，Zhu G，Lu J，et al. Is elective irradiation to the lower neck necessary for N0 nasopharyngeal carcinoma?[J]. Int J Radiat Oncol Biol Phys，2010，77(5)：1397-1402.

[4]　Xu C，Zhang LH，Chen YP，et al. Chemoradiotherapy Versus Radiotherapy Alone in Stage II Nasopharyngeal Carcinoma：A Systemic Review and Meta-analysis of 2138 Patients[J]. J Cancer，2017，8(2)：287-297.

靶区勾画视频

扫码在线观看靶区勾画视频

（胡超苏，区晓敏，周鑫，杨佑琦，邢星，刘心舟）

第二章　局部晚期鼻咽癌

一、临床资料

（一）简要病史

患者，男性，48岁，因"听力下降1年余，鼻塞、间歇性涕中带血8月余"就诊。

患者于2017年12月自觉听力下降，未予重视及诊疗，2018年7月出现鼻塞伴间歇性涕中带血，对症治疗无效，于2018年12月于外院行鼻咽部电子计算机断层扫描（CT）检查提示左侧鼻咽部占位颅内侵犯、双侧颈部淋巴结转移。鼻咽部活检诊断为鼻咽癌，未行特殊治疗。

本院病理会诊（2018年12月17日）：（鼻咽）非角化性癌，未分化型。

（二）相关检查

（1）体格检查：美国东部肿瘤协作组（ECOG）体力状态评分1分。一般情况尚好，双侧上颈部、下颈部可触及多个肿大淋巴结，质硬，大者为1 cm。间接鼻咽镜下示鼻咽顶部不规则新生物充满整个鼻咽腔，左侧软腭饱满。左侧第5对颅神经第2支分布区域感觉减退，其余颅神经征（－）。

（2）辅助检查：入院后复查CT，提示鼻咽癌伴左侧咽后、双颈部肿大淋巴结可能。左锁骨上多发淋巴结，部分稍大。EB病毒（EBV）DNA：1.16×10^5拷贝/mL；EB病毒衣壳抗原抗体EA-IgA阳性（＋），EB病毒早期抗原抗体阳性（＋）。磁共振成像（MRI）检查提示：鼻咽癌侵犯邻近结构，颅底及左侧海绵窦受累。左咽后及两侧颈部见多个强化肿大淋巴结，双侧腮腺见多发强化小结节（图2-1）。

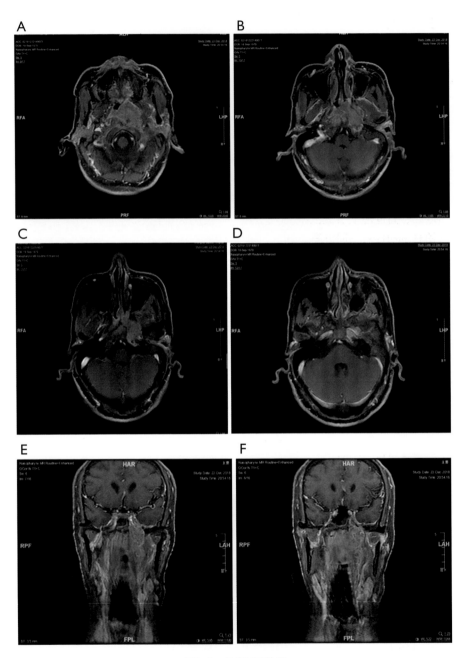

图2-1　患者MRI检查

（A）鼻咽层面；（B）鼻咽层面；（C）鼻咽顶层面；（D）颅底层面；（E）冠状位；
（F）冠状位。

（三）诊断

鼻咽部非角化性未分化型癌[美国癌症联合会（AJCC）/国际抗癌联盟（UICC）TNM分期第8版T4N3M0，Ⅳa期]。

（四）治疗

全身评估排除远处转移，排除放化疗禁忌证后，于2018年12月26~28日及2019年1月16~18日行TP方案诱导化疗2个周期，具体方案为：多西他赛135 mg d1+顺铂45 mg d1~3。2019年3月4日行同步放化疗，放疗靶区范围及剂量：鼻咽原发灶及咽后淋巴结DT 70.4 Gy/32 Fx，阳性淋巴结66 Gy/32 Fx，临床高危区、高危淋巴引流区DT 60 Gy/32 Fx，并行同步化疗2个周期，具体方案：顺铂45 mg d1~3，3周方案。

病程中，患者饮食睡眠尚好，大小便正常，体重暂无增减。

二、放疗体位及固定方式

患者采取仰卧体位，以头颈肩部面罩固定，应用简化调强放疗（simplified intensity-modulated radiation therapy，sIMRT）技术，C枕，源轴距（source to axis distance，SAD）照射，后行模拟CT扫描，勾画靶区及关键器官，向物理室递交计划申请单，拟予6MV-X线照射。

三、靶区勾画及剂量

（一）靶区勾画原则

建议行MRI-CT融合，有助于勾画原发灶和阳性淋巴结的GTV。勾画GTV前，先全面评估MRI T1/T2平扫，T1增强序列，CT的软组织窗和骨窗，有条件的结合PET-CT扫描。MRI对于颅底骨质侵犯、软组织侵犯、鉴别鼻旁窦的炎症-肿瘤侵犯很有帮助。可结合鼻咽MRI和鼻咽CT骨窗，评估颅底骨质受累情况。PET-CT对于判断颈部淋巴结转移有较大的参考价值。在准确勾画GTV的基础上，勾画CTV，GTVnx外放8~10 mm的范围应包括在CTV1内。靶区具体勾画范例如图2-2~图2-26所示。

各线条颜色代表如下：红色线代表GTVnx，绿色线代表PTVnx，深蓝色线代表GTVnd，浅紫色线代表PTVnd，紫色线代表CTV1，蓝色线代表PTV1。

注：①由于本例患者MRI提示软腭及悬雍垂部分强化，考虑肿瘤浸润，故包括在GTV靶区范围内。若病灶范围未侵犯软腭及悬雍垂等处，则无须将其包括于GTV靶区内；②本例患者因部分斜坡受累，故CTV靶区范围包括全部斜坡。若病灶范围未侵犯斜坡，则无需将全部斜坡包括于CTV靶区内。

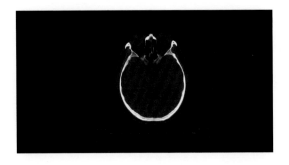

图2-2　视交叉层面

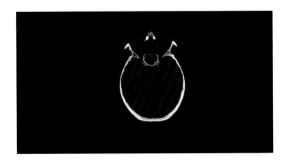

图2-3　垂体层面

图2-4　蝶窦1/2层面

前界：包括蝶窦前壁，酌情包括部分后组筛窦；后界：斜坡后缘；外界：翼腭窝，蝶窦侧壁，海绵窦。

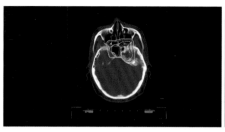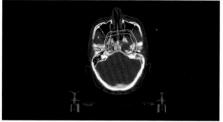

图2-5　蝶窦底壁

前界：上颌窦后壁连线前5 mm；后界：斜坡后缘；外界：翼腭窝、圆孔、蝶窦侧壁。

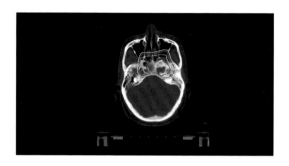

图2-6　颅底层面

前界：上颌窦后壁连线前5 mm；后界：斜坡后缘；外界：翼突基底部外缘、翼腭窝、卵圆孔、破裂孔、岩骨尖前1/2。

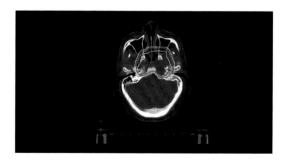

图2-7　鼻咽顶壁

前界：上颌窦后壁连线前5 mm；后界：斜坡后缘；外界：翼外板外缘，卵圆孔，破裂孔，岩骨尖前1/2。

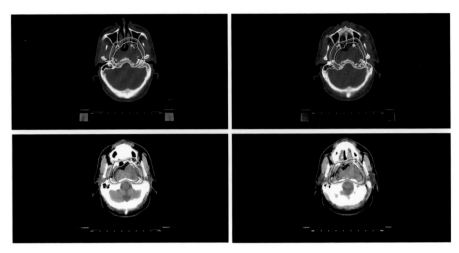

图2-8　鼻咽层面

前界：上颌窦后壁连线前5 mm；后界：枕骨；外界：翼外板外缘，翼外肌内缘，颈内静脉外缘。

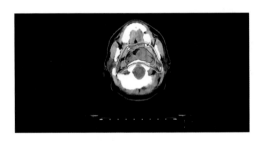

图2-9　后颅窝底部层面

前界：软腭；后界：第1颈椎前缘；外界：翼内肌内缘，茎突内缘；内界：椎旁肌肉外缘。

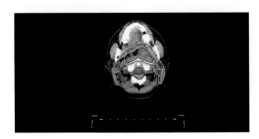

图2-10　第1颈椎层面

前界：咽侧壁，悬雍垂；后界：颈椎前缘；外界：翼内肌内缘，二腹肌内缘，腮腺和乳突内缘；内界：椎旁肌肉外缘。

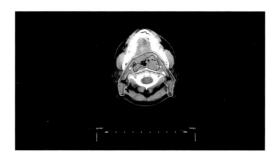

图2-11 第1颈椎下1/3层面

前界：咽侧壁，悬雍垂；后界：椎体前缘，胸锁乳突肌后缘；外界：翼内肌内缘，二腹肌内缘，腮腺和胸锁乳突肌内；内界：椎旁肌肉的外缘。

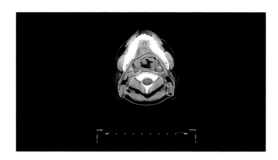

图2-12 第1、第2颈椎间盘层面

前界：咽侧壁1/2；后界：椎体前缘，胸锁乳突肌后缘；外界：翼内肌内缘，二腹肌内缘，腮腺内缘，胸锁乳突肌内缘；内界：椎旁肌肉外缘。

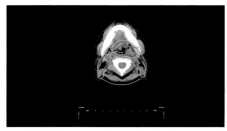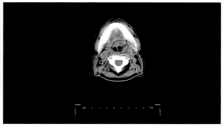

图2-13 第2颈椎中心层面

前界：咽侧壁1/2；后界：椎体前缘，胸锁乳突肌后缘；外界：翼内肌内缘，二腹肌内缘，腮腺内缘，胸锁乳突肌内缘；内界：椎旁肌肉外缘。

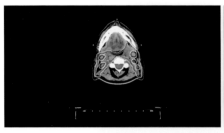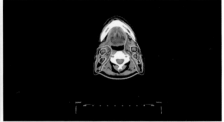

图2-14 颌下腺层面

前界：颌下腺后缘；后界：椎体前缘，胸锁乳突肌后缘；外界：二腹肌内缘，腮腺内缘，胸锁乳突肌内缘；内界：咽侧壁，椎旁肌肉外缘。

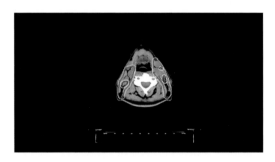

图2-15 舌骨体上缘层面

前界：颌下腺后缘；后界：斜方肌前缘；外界：胸锁乳突肌内缘，颈阔肌；内界：肩胛提肌外缘，颈内动脉内缘。

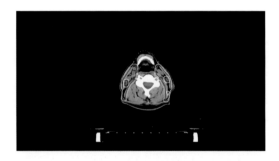

图2-16 舌骨体层面

前界：颌下腺后缘；后界：斜方肌前缘；外界：胸锁乳突肌内缘，颈阔肌；内界：肩胛提肌外缘，颈内动脉内缘。

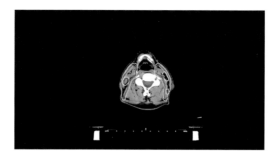

图2-17 舌骨体下缘层面

前界：颌下腺后缘，胸锁乳突肌前缘；后界：斜方肌前缘；外界：胸锁乳突肌内缘，颈阔肌；内界：肩胛提肌外缘，颈总动脉内缘。

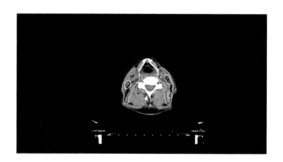

图2-18 甲状软骨上缘层面

前界：胸锁乳突肌前缘；后界：斜方肌前缘；外界：胸锁乳突肌内缘，颈阔肌；内界：肩胛提肌外缘，斜角肌外缘，颈总动脉内缘。

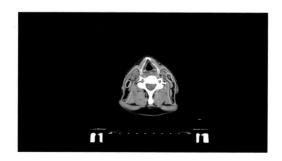

图2-19 甲状软骨下缘层面

前界：胸锁乳突肌前缘；后界：斜方肌前缘；外界：胸锁乳突肌内缘，颈阔肌；内界：肩胛提肌外缘，斜角肌外缘，颈总动脉内缘。

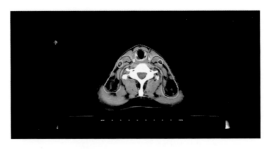

图2-20 环状软骨层面

前界：胸锁乳突肌前缘；后界：斜方肌前缘；外界：胸锁乳突肌内缘，颈阔肌；内界：肩胛提肌外缘，斜角肌外缘，颈总动脉内缘。

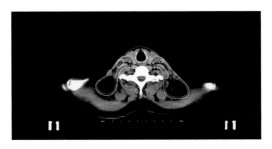

图2-21 环状软骨下缘

前界：胸骨舌骨肌后外缘，胸锁乳突肌前缘；后界：斜方肌前缘；外界：胸锁乳突肌内缘，颈阔肌；内界：肩胛提肌外缘，斜角肌外缘，颈总动脉内缘。

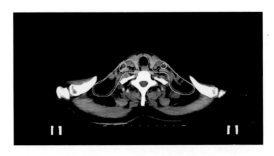

图2-22 食道入口层面

前界：胸骨舌骨肌后外缘，胸锁乳突肌前缘；后界：斜方肌前缘（颈横血管层面往前退）；外界：胸锁乳突肌内缘；内界：肩胛提肌的外缘，颈总动脉内缘。

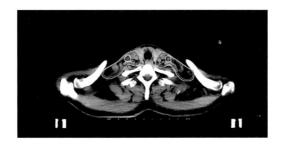

图2-23 锁骨肩峰端层面

前界：胸骨舌骨肌后外缘，胸锁乳突肌前缘；后界：斜方肌前缘，第1肋骨前缘；外界：胸锁乳突肌内缘；内界：肩胛提肌和斜角肌外缘，颈总动脉内缘。

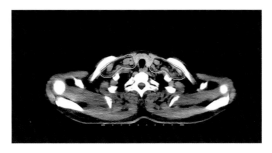

图2-24 肺尖层面

前界：胸骨舌骨肌后外缘，胸锁乳突肌前缘；后界：斜方肌前缘，肋骨前缘；外界：胸锁乳突肌内缘，锁骨内缘，颈阔肌；内界：斜角肌外缘，颈总动脉内缘。

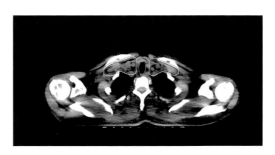

图2-25 胸锁关节上2 cm

前界：胸骨舌骨肌后外缘，胸锁乳突肌；后界：肋骨前缘；外界：锁骨内缘；内界：斜角肌的外缘，颈总动脉内缘。

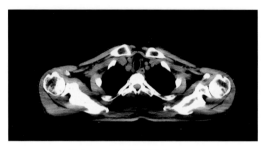

图2-26　胸锁关节上1 cm

不用勾画CTV。

（二）放疗技术及剂量

采用调强放疗技术，鼻咽原发灶及咽后淋巴结DT 70.4 Gy/32 Fx，阳性淋巴结66 Gy/32 Fx，临床高危区、高危淋巴结引流区DT 60 Gy/32 Fx。

对于鼻咽原发灶为T1~T2，鼻咽原发灶及咽后淋巴给予66 Gy/30 Fx；对于鼻咽原发灶为T3~T4，鼻咽原发灶及咽后淋巴结给予70.4 Gy/32 Fx；对双侧上颈部淋巴结阳性者，双侧下颈部可作为低危区，给予54 Gy，如果单侧颈部淋巴结阳性，则对侧上颈部给予60 Gy，对侧下颈可不予预防性照射。

（三）正常组织限量

脑干：最高剂量（Dmax）≤54 Gy，V_{60}≤1%。

脊髓：Dmax≤45 Gy。

晶体：Dmax≤8 Gy。

视交叉：Dmax≤54 Gy。

视神经：Dmax≤54 Gy。

脑颞叶：Dmax≤60 Gy，V_{65}≤1%。

腮腺：平均剂量（Dmean）<26 Gy。

颞颌关节：Dmax<70 Gy。

眼球：Dmean<35 Gy。

喉：Dmax<70 Gy。

甲状腺：Dmean<45 Gy。

垂体：Dmean<50 Gy。

内耳：Dmean<50 Gy。

四、讨论

鼻咽癌为头颈部常见恶性肿瘤，我国南方发病率较高，病理类型以非角化未分化型为主，约占90%。鼻咽癌临床表现多样化，常见症状有涕血、鼻塞、颈部淋巴结肿大、耳鸣、听力下降及头痛等，临床上因症状不典型，就诊时多为中晚期。治疗原则上，局部区域晚期患者行放化综合治疗。化疗主要通过以下3种模式参与到目前的综合治疗过程中，放疗前的诱导化疗（induction chemotherapy，IC）、放疗时的同步化疗及放疗后的辅助化疗（adjuvant chemotherapy，AC）。美国国家综合癌症网络（NCCN）指南（2020版）针对局部晚期鼻咽癌推荐同步放化疗（concurrent chemoradiothrapy，CCRT）+AC（ⅡA类证据）或CCRT（ⅡB类证据）、IC+CCRT（ⅡA类证据）。而欧洲头颈学会（European Head and Neck Society，EHNS）/欧洲肿瘤内科学会（European Society for Medical Oncology，ESMO）/欧洲放射治疗与肿瘤学会（European Society of Radiotherapy & Oncology，ESTRO）指南针对局部晚期鼻咽癌推荐CCRT-AC（ⅠA类证据）或IC+CCRT（ⅡB类证据）。

（一）调强放射治疗（IMRT）

调强放射治疗（IMRT）是医学影像、放射物理、放射技术和计算机技术紧密结合的产物，能从三维方向上使高剂量曲线的分布与肿瘤靶体积形状一致，明显减少周围敏感器官的照射剂量和体积。调强放射技术能最大限度地将放射剂量集中在靶区内以杀灭肿瘤细胞，并使周围正常组织和器官少受或免受不必要的照射，从而提高放射治疗的增益比。IMRT的剂量分布高度适形，因此准确勾画靶区是调强放射治疗成功的关键。当今IMRT的靶区认定及勾画源于二维放疗的经验，中国抗癌协会鼻咽癌专业委员会在推进鼻咽癌精准放疗尤其是靶区勾画方面，每年均有相应的专业会议和培训，以提高鼻咽癌调强放疗靶区勾画的准确性和一致性。

图像引导放射治疗（imaging guided radiotherapy，IGRT）是指将放射治疗机与影像设备相结合，每次治疗前先进行锥形束CT扫描，在线进行误差分析，再由加速器实时修正治疗参数，使治疗靶区与治疗前计划的靶区一致，以提高肿瘤放疗的精准性，达到最大程度杀灭肿瘤及保护正常组织器官功能的目的。IGRT在治疗过程中能明显减小摆位误差，提高治疗的精确性，减少照射野边界，但能否减少患者肿瘤边缘复发仍在探索当中。IGRT能提高治疗精度，是保证和控制放疗质量的重要手段之一，也是最近几年鼻咽癌调强放射治疗中常用的技术之一。放疗未来发展的方向为在线调整放疗计划、实时监控、剂量引导放射治疗。

（二）诱导化疗

为了在放疗前缩小鼻咽部肿瘤及颈部淋巴结，增加局部控制，减轻放疗反应，降低远处转移，在放疗前行2~3个周期的诱导化疗是目前鼻咽癌综合治疗的新趋势，而诱导化疗也逐渐成为研究热点。中山大学附属肿瘤医院马骏教授继2012年报道了局部晚期鼻咽癌辅助化疗未能提高2年无失败生存率（failure-free survival，FFS）后，又于2016年及2019年报道了诱导化疗的研究结果。NCT01245959为局部晚期（除外T3~T4N0的Ⅲ~Ⅳ期）鼻咽癌诱导化疗联合同步放化疗对比同步放化疗的前瞻性多中心随机对照Ⅲ期临床研究，241例患者行TPF方案（多西他赛+顺铂+5-FU）诱导化疗联合同步放化疗对比239例患者行同步放化疗，中位随访45个月，研究发现诱导化疗提高3年FFS（80% vs 72%，HR=0.68，95%CI：0.48~0.97，P=0.034）。NCT01872962为另一项相似的研究，242例患者行GP方案（吉西他滨+顺铂）诱导化疗联合同步放化疗对比238例患者行同步放化疗，中位随访42.7个月，研究发现诱导化疗提高3年FFS（85.3% vs 76.5%，HR=0.51，95%CI：0.34~0.77，P=0.001）。这两项研究结果令人振奋。诱导化疗联合同步放化疗可能改善局部晚期鼻咽癌患者的预后，有望使诱导化疗联合同步放化疗成为局部晚期鼻咽癌患者的标准治疗。

（三）同步化疗

同步放化疗已成为鼻咽癌的标准治疗，NCCN指南（2020版）推荐局部晚期鼻咽癌标准治疗方案为强调放疗同步单药顺铂化疗。由于顺铂的消化道反应及耳毒性、肾毒性发生率高，目前临床上局部晚期鼻咽癌放疗同步化疗的方案多样。根据现有的研究结果主要有顺铂、奈达铂、替吉奥、紫杉醇、多西他赛、氟尿嘧啶等。这其中有单药同步化疗，也有多种化疗药物联合的同步化疗，不同方案疗效不等，不良反应出现的类型及严重程度也各异。

近两年研究者在探索鼻咽癌根治性放疗同步何种方案化疗最有效的同时，也开始关注同步化疗药物的累积剂量与鼻咽癌患者预后的关系。Guo等研究了491例鼻咽癌患者行顺铂同步放化疗，按顺铂累积总剂量分成3个组，分别是低剂量组（$\leqslant$100 mg/m^2）14例，中剂量组（100~200 mg/m^2）378例，高剂量组（>200 mg/m^2）99例。研究得出结论：低剂量组预后较中、高剂量组差，提示临床需关注同步放化疗时顺铂的累积总剂量，因为其与鼻咽癌患者预后相关。而中剂量组与高剂量组的预后及不良反应比较，差异均无统计学意义。因此，在临床工作和科研中，在选择合适同步化疗药物的同时，也应该考虑到所给化疗药物剂量对患者预后的影响，在能得到较好疗效且不出现严重不良反应的基础上，给予同步化疗药物最佳剂量。

（四）辅助化疗

NCT00677118为一项局部晚期鼻咽癌（除外T3~T4N0的Ⅲ~Ⅳ期）Ⅲ期多中心随机分组研究，其中同步放化疗联合辅助化疗组251例，同步放化疗组257例，研究发现辅助化疗并未提高2年FFS。长期随访也发现，同步放化疗联合辅助化疗组与同步放化疗组的5年FFS无显著差异（75% vs 71%，P=0.45）。Chen等的Meta分析纳入了2 144例行同步放化疗的局部晚期鼻咽癌患者，结果显示患者并未从辅助化疗中获益。Han等对305例鼻咽癌行预后分析研究发现，在Ⅲ~Ⅳ期患者中，辅助化疗对预后无影响。所以，目前认为能从辅助化疗获益的局部晚期鼻咽癌人群尚待探寻。

（五）分子靶向治疗

抗表皮生长因子受体（epidermal growth factor receptor，EGFR）单克隆抗体联合IMRT治疗局部晚期鼻咽癌患者是一个探索，EGFR在头颈部鳞癌中表达高达90%左右，在鼻咽癌中的表达率也达70%左右。采用EGFR单抗，如西妥昔单抗、尼妥珠单抗治疗局部晚期鼻咽癌患者比采用细胞毒药物治疗更安全，但皮疹发生率也更高。尹珍珍等报道，IMRT同期EGFR单抗治疗、同期化疗、单纯IMRT治疗鼻咽癌患者的3年总生存率（overall survival，OS）均为91.2%，而EGFR单抗治疗患者的皮疹发生率达到87%。目前尚缺乏大样本前瞻性临床研究证实EGFR单抗治疗鼻咽癌患者的疗效。

（六）免疫治疗

近年来，鼻咽癌免疫治疗得到迅速发展。由于免疫治疗具有毒性小、可能存在与放疗的协同作用等优点。因此，需要通过临床试验明确在局部晚期鼻咽癌放化疗的基础上，联合免疫治疗是否能够给患者带来额外获益，对于免疫治疗使用的时机也需要进一步明确，相关研究正在开展中。

（七）小结与展望

IMRT在鼻咽癌患者治疗中的应用已有20年，设备越来越先进，治疗效果也越来越显著，通过不断总结经验也形成了一些共识。但是，对局部晚期鼻咽癌患者的综合治疗策略仍有一些分歧。我国南方局部晚期鼻咽癌患者较多，采用何种治疗模式来降低患者野内复发、减少远处转移，进一步提高患者局部无复发生存、无远处转移生存、总生存仍是亟待解决的问题。

参考文献

[1]　Chua DT，Nicholls JM，Sham JS，et al. Prognostic value of epidermal growth factor receptor expression in patients with advanced stage nasopharyngeal carcinoma treated with induction chemotherapy and radiotherapy[J]. Int J Radiat Oncol Biol Phys，2004，59(1)：11-20.

[2]　Pfister DG，Spencer S，Adelstein D，et al. Head and Neck Cancers，Version 2.2020，NCCN Clinical Practice Guidelines in Oncology[J]. J Natl Compr Canc Netw，2020，18(7)：873-898.

[3]　Grégoire V，Lefebvre JL，Licitra L，et al. Squamous cell carcinoma of the head and neck：

EHNS-ESMO-ESTRO Clinical Practice Guidelines for diagnosis, treatment and follow-up[J]. Ann Oncol, 2010, 21(Suppl 5): v184-v186.

[4] Li JX, Huang SM, Jiang XH, et al. Local failure patterns for patients with nasopharyngeal carcinoma after intensity-modulated radiotherapy[J]. Radiat Oncol, 2014, 9: 87.

[5] Shueng PW, Shen BJ, Wu LJ, et al. Concurrent image-guided intensity modulated radiotherapy and chemotherapy following neoadjuvant chemotherapy for locally advanced nasopharyngeal carcinoma[J]. Radiat Oncol, 2011, 6: 95.

[6] Chen L, Hu CS, Chen XZ, et al. Concurrent chemoradiotherapy plus adjuvant chemotherapy versus concurrent chemoradiotherapy alone in patients with locoregionally advanced nasopharyngeal carcinoma: a phase 3 multicentre randomised controlled trial[J]. Lancet Oncol, 2012, 13(2): 163-171.

[7] Sun Y, Li WF, Chen NY, et al. Induction chemotherapy plus concurrent chemoradiotherapy versus concurrent chemoradiotherapy alone in locoregionally advanced nasopharyngeal carcinoma: a phase 3, multicentre, randomised controlled trial[J]. Lancet Oncol, 2016, 17(11): 1509-1520.

[8] Zhang Y, Chen L, Hu GQ, et al. Gemcitabine and Cisplatin Induction Chemotherapy in Nasopharyngeal Carcinoma[J]. N Engl J Med, 2019, 381(12): 1124-1135.

[9] Guo SS, Tang LQ, Zhang L, et al. The impact of the cumulative dose of cisplatin during concurrent chemoradiotherapy on the clinical outcomes of patients with advanced-stage nasopharyngeal carcinoma in an era of intensity-modulated radiotherapy[J]. BMC Cancer, 2015, 15: 977.

[10] Chen YP, Wang ZX, Chen L, et al. A Bayesian network meta-analysis comparing concurrent chemoradiotherapy followed by adjuvant chemotherapy, concurrent chemoradiotherapy alone and radiotherapy alone in patients with locoregionally advanced nasopharyngeal carcinoma[J]. Ann Oncol, 2015, 26(1): 205-211.

[11] Han L, Lin SJ, Pan JJ, et al. Prognostic factors of 305 nasopharyngeal carcinoma patients treated with intensity-modulated radiotherapy[J]. Chin J Cancer, 2010, 29(2): 145-150.

[12] 尹珍珍, 易俊林, 黄晓东, 等. 鼻咽癌IMRT同期EGFR单抗和同期化疗与单纯IMRT的回顾对照研究[J]. 中华放射肿瘤学杂志, 2014, 23(6): 495-499.

靶区勾画视频

扫码在线观看靶区勾画视频

（胡超苏，区晓敏，周鑫，杨佑琦，李玉姣，储楚）

第三章 复发性鼻咽癌

一、临床资料

（一）简要病史

患者，女性，51岁。2013年1月因"左侧耳鸣"就诊于复旦大学附属肿瘤医院，鼻咽镜活检病理提示：左侧、咽后壁及隐窝非角化性癌，未分化型，诊断为鼻咽癌T3N1M0 Ⅲ期（2008分期）。行同期放化疗，鼻咽癌及转移淋巴结DT 70.4 Gy/32 Fx，高危区+双上颈淋巴引流区DT 60 Gy/32 Fx，同侧下颈淋巴引流区DT 54 Gy/32 Fx；化疗方案为：DDP 50 mg qw×5次。治疗结束后3个月鼻咽病灶及淋巴结评价为完全缓解（complete response，CR）。后定期返院复查。2018年1月复查MRI提示左侧咽旁及咽后片状强化影、较前片增大，考虑复发可能，行鼻咽镜取病理活检提示阴性。2018年10月患者无明显诱因出现涕中带血，再次就诊，复查MRI提示左侧咽旁及咽后片状强化影、较前片增大，左侧海绵窦累及；正电子发射断层扫描计算机成像技术（PET-CT）提示局部复发可能，再次取病理活检提示阴性。2019年3月于外院行MRI，提示鼻咽癌复发。根据鼻咽MRI中鼻咽病灶随时间的动态变化，诊断为鼻咽癌放疗后局部复发。2019年3月14日EB病毒DNA：低于检测下限。现拟行再程放疗。

（二）相关检查

体格检查：美国东部肿瘤协作组（ECOG）体力状态评分1分，双侧颈部未扪及明显肿大淋巴结。间接鼻咽镜下鼻咽左侧隐窝黏膜苍白，颅神经征

（一）。身高163 cm，体重65 kg。电子鼻咽镜检查提示：鼻咽癌放疗后左侧壁瘢痕样改变（待病理），未见明显隆起新生物。取病理活检（鼻咽左侧壁）：黏膜慢性炎症。EBV-DNA：低于检测下限。鼻咽MRI检查提示：鼻咽癌放疗后，左侧咽旁及咽后片状强化影，较前增大，左侧海绵窦累及，似累及左侧蝶窦（图3-1）。PET-CT检查提示：鼻咽癌放化疗后，局部复发可能，累及颅底，氟代脱氧葡萄糖（fluorodeoxyglucose，FDG）代谢增高（图3-2）。

（三）诊断

鼻咽癌放疗后复发，为rT4N0M0。

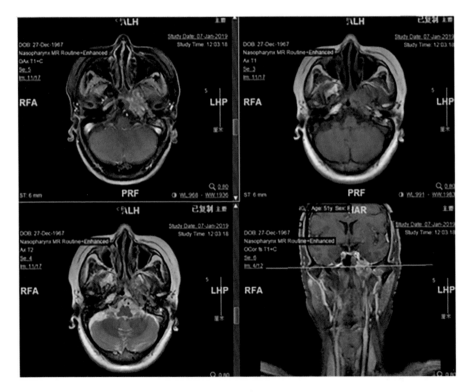

图3-1　患者鼻咽MRI

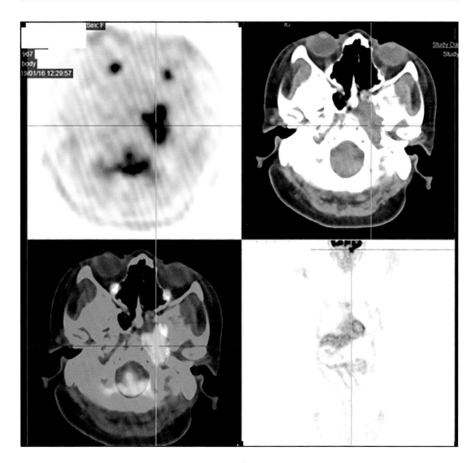

图3-2　患者PET-CT

二、放疗体位及固定方式

患者取仰卧位，根据复发部位的不同，可选择头颈肩面罩或小面罩固定。

三、靶区勾画及剂量

（一）靶区勾画原则

靶区勾画见图3-3~图3-4。

复发鼻咽癌靶区只勾画可见病灶，外扩0.5~0.8 cm至PTV，不进行预防性照射。

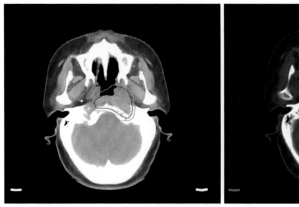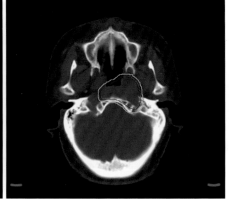

图3-3 鼻咽层面（1）
红色：GTV；绿色：PTV-G。

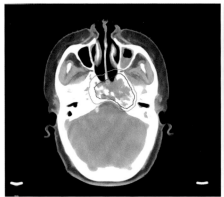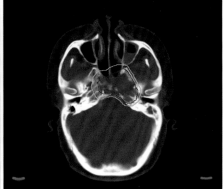

图3-4 鼻咽层面（2）
红色：GTV；绿色：PTV-G。

（二）放疗技术及剂量

采用调强放疗技术，PTVnx处方剂量60 Gy/30 Fx。

四、讨论

（一）鼻咽癌根治性放疗后复发的诊断及治疗原则

1. 鼻咽癌根治性放疗后复发的诊断

复发性鼻咽癌是指经过病理活检确诊的鼻咽癌，根治性放疗后临床肿瘤全消，治疗结束6个月以后，局部或区域再次出现与原肿瘤类型相同的肿瘤。复发性鼻咽癌的诊断，除依据临床症状、体征及CT和MRI等辅助检查结果外，还需经病理活检确诊，对于复发病灶位于颅底、鼻旁窦、海绵窦或颅内的患者，无法行活检时，需结合现代影像，如MRI、PET-CT及生物技术鉴别诊断。常规放疗时代，鼻咽癌根治性放疗后鼻咽和（或）颈部淋巴结复发率为20%~40%，随着调强放射治疗（IMRT）的普遍应用，鼻咽癌初治的疗效得到了很大的提高。中山大学附属肿瘤医院868例初治无远处转移鼻咽癌患者根治性IMRT后，94.7%的局部/区域复发发生在放疗后5年内，5年的局部控制率为91.8%。复旦大学附属肿瘤医院相关研究结果显示，鼻咽癌初治根治性IMRT后中位局部复发时间为31.4个月，最长者达6年，5年局部控制率为89.7%。

2. 鼻咽癌根治性放疗后复发的治疗原则

复发鼻咽癌的挽救性治疗策略包括放疗、化疗、手术等。复发性鼻咽癌的治疗原则为：放疗后1年内鼻咽复发者，先行新辅助化疗，1年后可行调强放疗或近距离放疗；放疗后颈部淋巴结复发者，首选手术治疗，不能手术者可采用放疗和（或）化疗；放疗后1年以上鼻咽和（或）颈部淋巴结复发者，可进行第2程根治性放疗，方法包括单纯外照射或外照射加近距离照射，可联合化疗。

（二）复发性鼻咽癌的放射治疗

再程放疗是局部复发鼻咽癌的有效治疗手段，适用于各期患者。在考虑复发病灶照射剂量时，应严格限制周围重要器官的剂量，首选IMRT。另外，新的放疗技术质子重离子放射可能使复发性鼻咽癌患者获益。

1. IMRT在复发鼻咽癌中的应用

IMRT是目前局部复发鼻咽癌常用的放疗手段，在满足肿瘤靶区照射剂量的同时有效保护周围正常组织。总结近年来国内外各治疗中心相关报道，IMRT治疗局部复发鼻咽癌的5年局部控制率为60%~85%，总生存率为33%~45%，较常规放疗时代有明显提高。Tian等研究了不同rT分期鼻咽癌患者IMRT的疗效，结果显示，rT1~T2期患者5年的局部控制率和总生存率分别为85.7%和67.2%，rT3~T4期患者分别为60.9%和27.5%，65%的患者出现3度以上的放疗相关不良反应，主要包括黏膜坏死、颅神经损伤、颞叶坏死及张口困难等。Xiao等回顾性分析了291例复发性鼻咽癌患者IMRT的治疗结果，全组患者中位生存时间为36个月，5年局部控制率为66.6%，总生存率为33.2%。随访期间，共有201例（69.1%）患者死亡，其中，32.2%的患者死于严重的放射性损伤，包括放射性黏膜坏死导致的鼻咽部大出血、放射性脑损伤、进食困难等。IMRT治疗复发性鼻咽癌局部控制率和生存率较二维时代有所改善，但仍存在较高的不良反应发生率，严重的放疗并发症是患者死亡的重要原因，寻找更优的治疗策略是临床医生面临的挑战。

2. 放疗靶区及剂量

复发性鼻咽癌再程放疗时，只照射复发部位，不做区域淋巴引流区的预防性照射。复发性鼻咽癌IMRT靶区定义如下：肿瘤区（GTV）定义为临床检查、影像学发现的可见病灶。包括鼻咽病灶（GTVnx）和阳性淋巴结（GTVnd）。临床靶区（CTV）定义为GTV外扩一定的范围以包括可能的亚临床病灶。复发性鼻咽癌均不考虑淋巴引流区预防性照射，区域复发仅照射转移淋巴结所在区域。计划靶区（PTV）定义为CTV或GTV外扩3~5 mm的安全边界，以消除器官运动、摆位误差及系统误差，应根据各单位摆位误差制定合适的PTV范围。复发性鼻咽癌再程放疗的最佳剂量尚未达成共识，文献报道的常用剂量为：GTV 60~70 Gy/30~35 Fx，CTV 50~54/30~35 Fx，可联合腔内近距离放疗。中国抗癌协会鼻咽癌专业委员会的《复发鼻咽癌治疗专家共识》中推荐，在保证重要危及器官耐受剂量情况下，照射总剂量可考虑予以60 Gy或BED10（按肿瘤的$\alpha/\beta=10$时计算的BED）>60 Gy，不应追求过高照射剂量。分割照射方式以常规分割为主。危及器官（organs at risk，OAR）的限量是复发性鼻咽癌再程放疗的难点，也是放疗医生必须慎重考虑的因素。目前尚无OAR限量的标准，不同单位采用的限量不完全一致。复旦大学附属肿瘤医院的经验是再程放疗时脑干和脊髓最大耐受剂量分别为40 Gy和30 Gy。其他OAR限量要求为最大耐受剂量（TD5/5）减去30%的首次照射剂量，计算公式为TD5/5-0.3×首次照射剂量。

3. 不良反应

复发性鼻咽癌再程放疗后不良反应的发生与复发病灶的位置、肿瘤体积、放疗技术、放疗剂量、分割方式及是否同期化疗等因素相关，常见的急性不良反应包括放射性口腔黏膜炎、放射性皮炎、急性口干等。常见的远期不良反应主要包括放射性黏膜坏死、鼻咽部大出血、放射性脑损伤、颅神经损伤、张口困难、听力减退、皮肤纤维化等。其中，鼻咽部大出血为最严重的不良反应，也是患者最主要的死亡原因。Hua等报道了151例复发性鼻咽癌患者再程IMRT后的远期毒性，21.9%的患者出现放射性脑损伤，19.9%的患者出现鼻咽黏膜坏死，3度及以上颅神经损伤、牙关紧闭、听力减退及皮肤纤维化的发生率分别为12.6%、8.6%、13.2%及6.6%。94例死亡患者中53例死于严重的远期放疗不良反应。

（三）复发性鼻咽癌的其他治疗

1. 手术治疗

对于原发灶控制良好的颈部淋巴结复发患者，应首选手术治疗，术后补充放疗的指征包括：淋巴结包膜外侵、软组织受侵或颈清扫淋巴结转移率>30%。对于鼻咽局部复发的患者，手术能够切除对放疗抗拒的病灶，避免再次放疗导致的并发症，但较适合早期（rT1~T2期）患者，手术方式包括常规开放性手术和鼻内镜手术，开放性手术又可分为经腭入路、经鼻侧切开入路、颈侧入路、颈颌腭入路、上颌骨掀翻入路等，可根据病变部位及侵犯范围选择不同的术式。文献报道，手术治疗后5年局部控制率为43%~74%，总生存率为40%~60%。近年鼻内镜手术发展迅速，2021年*Lancet Oncology*发表了一项针对复发鼻咽癌对比鼻内镜切除术与调强放疗的疗效研究，对于整体生存率和无病生存期，鼻内镜手术优于调强放疗，尤其对于局限在鼻咽腔、鼻后部或鼻中隔、咽旁间隙的病灶，但在病灶侵犯蝶窦底部等范围较广泛的患者中，两种治疗方式的差异不显著。

2. 化疗

化疗在复发性鼻咽癌中的作用尚不明确，回顾性研究结果显示，化疗的加入可以提高肿瘤的即期缓解率，但总生存率无明显差异。对于局部晚期或肿块较大的复发鼻咽癌，诱导化疗可以减少肿瘤负荷，减轻再程放疗的难度，减少2次放疗的不良反应。Zhang等开展的多中心随机对照Ⅲ期临床研究显示，吉西他滨联合顺铂的化疗方案有较高的反应率和良好的耐受性，疗效优于氟尿嘧啶联合顺铂。Chang等报道了186例复发性鼻咽癌患者再程放疗的长期疗效，44.1%的患者接受了顺铂为主的化疗，单因素及多因素分析结果显示，加用化疗两组与不加化疗组相比，生存率无明显差异（22.8% *vs* 22.5%，P=0.904）。辅助化疗耐受性差，目前无获益证据，不推荐。

3. 分子靶向治疗

靶向治疗在复发性鼻咽癌中的研究较少，结论存在争议。Xu等回顾性分析了30例复发或转移性鼻咽癌患者应用西妥昔单抗联合放化疗的疗效，结果显示，全组患者治疗有效率为70%，2年总生存率53.3%。Chan等的多中心单臂Ⅱ期研究结果显示，西妥昔单抗联合卡铂治疗复发或转移性鼻咽癌的有效率为64.3%，中位生存时间6.47个月，皮疹及恶心呕吐为其最常见的不良反应，发生率分别为91%和89%。然而，Chua等的一项历史对照研究结果显示，对于局部区域复发的鼻咽癌患者，在放化疗的基础上加用西妥昔单抗组与不加西妥昔单抗组相比，2年的局部区域控制率（36% *vs* 36%，*P*=0.91）及总生存率（79% *vs* 82%，*P*=0.37）无明显差异。

4. 免疫治疗

近年来，免疫检查点抑制药在肿瘤免疫治疗方面取得了突破性进展。在鼻咽癌中，以PD-L1高表达（高达90%的肿瘤细胞）和大量淋巴细胞浸润为特征，这一特点使鼻咽癌患者有可能适合免疫治疗。Fang等开展了两个单臂Ⅰ期的临床试验，抗PD-1单克隆抗体卡瑞利珠单抗单药治疗多发复发或转移的鼻咽癌患者，或联合吉西他滨加顺铂治疗复发或转移鼻咽癌患者，两组总有效率分别为34%和91%，两组的1年无进展生存率分别为27%和61%。由于有相对较好的抗肿瘤活性和可预测的安全性，期待免疫检查点治疗Ⅲ期随机研究在鼻咽癌的结果。

（四）小结

复发性鼻咽癌的挽救治疗应根据患者病情选择合适的治疗方案，早期（rT1~T2）病例可行手术切除、放疗或化疗，对于放疗后不足1年复发的病例选择手术治疗可避免再程放疗导致的晚期并发症。局部晚期（rT3~T4）病例应以放疗为主，放疗技术应选择精确放疗，化疗、靶向治疗及免疫治疗的作用有待进一步研究。IMRT提高了复发性鼻咽癌患者的局部控制率和总生存率，但严重的晚期放疗并发症发生率仍然较高，寻找更优的放疗剂量和个体化治疗策略是临床医生面临的挑战。

参考文献

[1] 高云生, 胡超苏, 应红梅, 等. 1837例鼻咽癌疗效的回顾性分析[J]. 中华放射肿瘤学杂志, 2008, 17(5): 335-339.

[2] 殷蔚伯. 肿瘤放射治疗学[M]. 4版. 北京: 中国协和医科大学出版社, 2008.

[3] 中国抗癌协会鼻咽癌专业委员会. 复发鼻咽癌治疗专家共识[J]. 中华放射肿瘤学杂志, 2018, 27(1): 16-22.

[4] Sun X, Su S, Chen C, et al. Long-term outcomes of intensity-modulated radiotherapy for 868 patients with nasopharyngeal carcinoma: an analysis of survival and treatment toxicities[J]. Radiother Oncol, 2014, 110(3): 398-403.

[5] Ou X, Zhou X, Shi Q, et al. Treatment outcomes and late toxicities of 869 patients with nasopharyngeal carcinoma treated with definitive intensity modulated radiation therapy: new insight into the value of total dose of cisplatin and radiation boost[J]. Oncotarget, 2015, 6(35): 38381-38397.

[6] Hua YJ, Han F, Lu LX, et al. Long-term treatment outcome of recurrent nasopharyngeal carcinoma treated with salvage intensity modulated radiotherapy[J]. Eur J Cancer, 2012,

48(18): 3422-3428.

[7] Tian YM, Guan Y, Xiao WW, et al. Long-term survival and late complications in intensity-modulated radiotherapy of locally recurrent T1 to T2 nasopharyngeal carcinoma[J]. Head Neck, 2016, 38(2): 225-231.

[8] Tian YM, Huang WZ, Yuan X, et al. The challenge in treating locally recurrent T3-4 nasopharyngeal carcinoma: the survival benefit and severe late toxicities of re-irradiation with intensity-modulated radiotherapy[J]. Oncotarget, 2017, 8(26): 43450-43457.

[9] Xiao W, Liu S, Tian Y, et al. Prognostic significance of tumor volume in locally recurrent nasopharyngeal carcinoma treated with salvage intensity-modulated radiotherapy[J]. PLoS One, 2015, 10(4): e0125351.

[10] Lee AW, Law SC, Foo W, et al. Retrospective analysis of patients with nasopharyngeal carcinoma treated during 1976-1985: survival after local recurrence[J]. Int J Radiat Oncol Biol Phys, 1993, 26(5): 773-782.

[11] Pryzant RM, Wendt CD, Delclos L, et al. Re-treatment of nasopharyngeal carcinoma in 53 patients[J]. Int J Radiat Oncol Biol Phys, 1992, 22(5): 941-947.

[12] Kong L, Wang L, Shen C, et al. Salvage Intensity-Modulated Radiation Therapy (IMRT) for Locally Recurrent Nasopharyngeal Cancer after Definitive IMRT: A Novel Scenario of the Modern Era[J]. Sci Rep, 2016, 6: 32883.

[13] Qiu S, Lin S, Tham IW, et al. Intensity-modulated radiation therapy in the salvage of locally recurrent nasopharyngeal carcinoma[J]. Int J Radiat Oncol Biol Phys, 2012, 83(2): 676-683.

[14] Liu YP, Wen YH, Tang J, et al. Endoscopic surgery compared with intensity-modulated radiotherapy in resectable locally recurrent nasopharyngeal carcinoma: a multicentre, open-label, randomised, controlled, phase 3 trial[J]. Lancet Oncol, 2021, 22(3): 381-390.

[15] Xu T, Tang J, Gu M, et al. Recurrent nasopharyngeal carcinoma: a clinical dilemma and challenge[J]. Curr Oncol, 2013, 20(5): e406-e419.

[16] Fee WE Jr, Moir MS, Choi EC, et al. Nasopharyngectomy for recurrent nasopharyngeal cancer: a 2- to 17-year follow-up[J]. Arch Otolaryngol Head Neck Surg, 2002, 128(3): 280-284.

[17] Yu KH, Leung SF, Tung SY, et al. Survival outcome of patients with nasopharyngeal carcinoma with first local failure: a study by the Hong Kong Nasopharyngeal Carcinoma Study Group[J]. Head Neck, 2005, 27(5): 397-405.

[18] King WW, Ku PK, Mok CO, et al. Nasopharyngectomy in the treatment of recurrent nasopharyngeal carcinoma: a twelve-year experience[J]. Head Neck, 2000, 22(3): 215-222.

[19] Wei WI. Nasopharyngeal cancer: current status of management: a New York Head and Neck Society lecture[J]. Arch Otolaryngol Head Neck Surg, 2001, 127(7): 766-769.

[20] Chang JT, See LC, Liao CT, et al. Locally recurrent nasopharyngeal carcinoma[J]. Radiother Oncol, 2000, 54(2): 135-142.

[21] Choo R, Tannock I. Chemotherapy for recurrent or metastatic carcinoma of the nasopharynx. A review of the Princess Margaret Hospital experience[J]. Cancer, 1991, 68(10): 2120-2124.

[22] Zhang L, Huang Y, Hong S, et al. Gemcitabine plus cisplatin versus fluorouracil plus cisplatin in recurrent or metastatic nasopharyngeal carcinoma: a multicentre, randomised, open-label, phase 3 trial[J]. Lancet, 2016, 388(10054): 1883-1892.

[23] Xu T，Ou X，Shen C，et al. Cetuximab in combination with chemoradiotherapy in the treatment of recurrent and/or metastatic nasopharyngeal carcinoma[J]. Anticancer Drugs，2016，27(1)：66-70.

[24] Chan AT，Hsu MM，Goh BC，et al. Multicenter，phase II study of cetuximab in combination with carboplatin in patients with recurrent or metastatic nasopharyngeal carcinoma[J]. J Clin Oncol，2005，23(15)：3568-3576.

[25] Chua D，Lee V，Tsang J，et al. Re-treatment of Nasopharyngeal Carcinoma by Sequential Chemo-radiotherapy with or without Cetuximab[J]. International Journal of Radiation Oncology Biology Physics，2009，75 Suppl 3：S423-S424.

[26] Zhu Q，Cai MY，Chen CL，et al. Tumor cells PD-L1 expression as a favorable prognosis factor in nasopharyngeal carcinoma patients with pre-existing intratumor-infiltrating lymphocytes[J]. Oncoimmunology，2017，6(5)：e1312240.

[27] Wang YQ，Chen YP，Zhang Y，et al. Prognostic significance of tumor-infiltrating lymphocytes in nondisseminated nasopharyngeal carcinoma：A large-scale cohort study[J]. Int J Cancer，2018，142(12)：2558-2566.

[28] Fang W，Yang Y，Ma Y，et al. Camrelizumab (SHR-1210) alone or in combination with gemcitabine plus cisplatin for nasopharyngeal carcinoma：results from two single-arm，phase 1 trials[J]. Lancet Oncol，2018，19(10)：1338-1350.

靶区勾画视频

扫码在线观看靶区勾画视频

（胡超苏，区晓敏，周鑫，杨佑琦，牛小爽，孔芳芳）

第二篇

脑胶质瘤

第四章 低级别胶质瘤

一、临床资料

（一）简要病史

患者，女性，42岁。患者2015年4月无明显诱因起立时出现头晕，伴双眼视物模糊，每次持续5秒钟，休息后缓解，无恶心、呕吐，当时未予重视，上述症状逐渐加重。2016年8月出现起立时双腿乏力。至当地医院查头颅电子计算机断层扫描（CT）示：右侧额叶占位性病变，脑水肿。遂至复旦大学附属肿瘤医院脑外科门诊就诊。颅脑磁共振成像（MRI）示：右侧额叶占位性病变伴脑室扩张，可能来源于右侧脑室，怀疑毛细胞型星形细胞瘤，中枢神经细胞瘤待排除。完善相关检查后在全麻下行脑肿瘤切除术+颅骨成形术+脑室外引流术，术中可见灰白色肿瘤组织，约4 cm×5 cm大小，质地韧，血供丰富，边界尚清楚。肿瘤侵犯鞍上池及胼胝体膝部，右侧脑室受压明显。术后病理提示：右额叶弥漫性星形细胞瘤。按WHO中枢神经系统肿瘤分类方法（WHO-CNS）Ⅱ级；IDH突变型，1p/19q无杂合性缺失；周围脑组织侵犯（＋），肿瘤性坏死（－）。术后为行进一步治疗至放疗科就诊。

（二）相关检查

（1）体格检查：卡氏评分（Karnofsky performance score，KPS）90分，身高155 cm，体重59 kg，神清，对答切题，双侧瞳孔圆形等大，直径3 mm，光反射灵敏，四肢肌力5级，肌张力适中，右侧额颞部切口愈合情况良好。

（2）辅助检查：2016年11月23日病理诊断为右侧额叶弥漫性星形细胞瘤，WHO Ⅱ级（根据WHO-CNS 2016版），IDH突变型，1p/19q无杂合性缺失，周围脑组织侵犯（＋），肿瘤性坏死（－）。

免疫组化（HI16-22149）瘤细胞：GFAP（＋），P53（＋），Olig2（＋），IDH1（＋），ATRX（－），CD34（－），TTF-1（－），Ki-67（5%＋）。

胸部正侧位及腹部B超均未见明显异常。

术前颅脑MRI：右侧额叶见异常信号肿块影，与右侧脑室前角关系密切，左侧脑室明显扩张，病灶大小约3.9 cm×4.7 cm×4.7 cm，T2WI呈高信号，Flair呈等信号，T1WI呈低信号，DWI信号未见明显增高，增强轻度强化，灶周环形水肿带，中线稍左移，幕下小脑、脑干无异常，矢状面扫描示垂体大小形态正常。检查印象：右侧额叶占位伴脑室扩张，右侧脑室来源可能，毛细胞型星形细胞瘤可能，中枢神经细胞瘤待排，请结合临床。

术后颅脑MRI：胶质瘤术后改变，右侧额叶术区异常信号，T2WI呈高信号，T1WI呈低信号，边缘轻度强化，幕下小脑、脑干无异常，矢状面扫描示垂体大小形态正常。检查印象：胶质瘤术后改变，术区水肿伴边缘轻度强化，请结合临床（图4-1）。

二、体位及固定方式

患者仰卧位，头枕面罩固定，增强后扫描定位CT，层厚3~5 mm。扫面范围：上界至顶骨上2 cm，下界至枕骨大孔下3~5 cm。

三、靶区勾画及剂量

（一）靶区勾画原则

靶区勾画时参考与定位CT图像融合的定位MRI（T1增强、T2 FLAIR）图像。

GTV=MRI的T2 FLAIR加权像上异常信号区域。

CTV=GTV和（或）术腔边缘外扩1~2 cm。

PTV外扩边界根据各单位摆位误差，一般为0.3~0.5 cm。

本例患者放疗前已行肿瘤完整切除，无GTV。

靶区勾画见图4-2~图4-4。

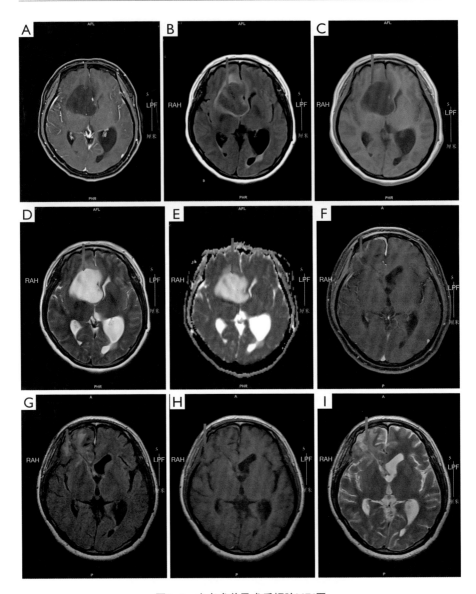

图4-1　患者术前及术后颅脑MRI图

（A~E）红色箭头处为右侧额叶胶质瘤术前图像，分别为T1增强+抑脂序列，T2 FLAIR序列，T1加权序列，T2加权序列，DWI序列。（F~I）红色箭头处为右侧额叶胶质瘤术后图像，分别为T1增强+抑脂序列，FLAIR序列，T1加权序列，T2加权序列。

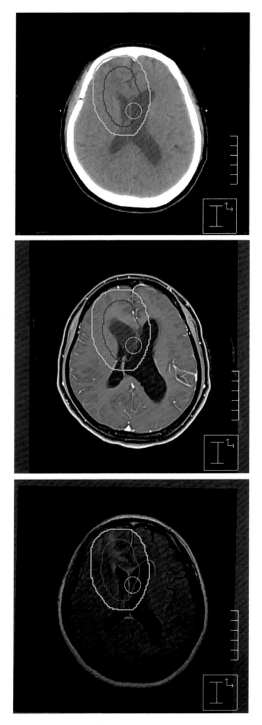

图4-2 侧脑室体部层面

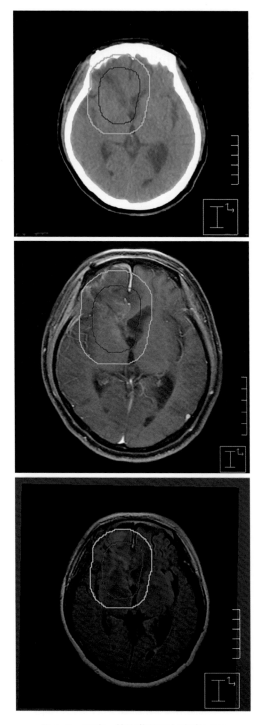

图4-3　丘脑、基底节核团与内囊层面

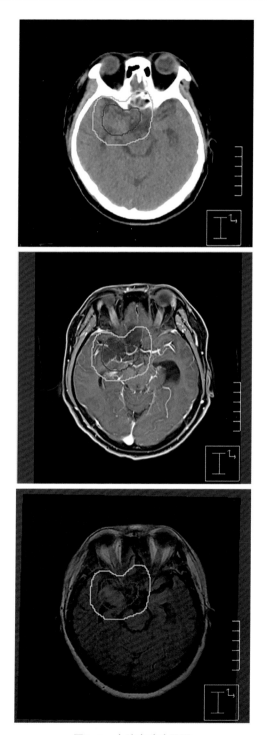

图4-4　大脑中动脉层面

（二）放疗技术及剂量

采用调强放疗技术，处方剂量54 Gy/30 Fx。

（三）正常组织限量

脑干：最高剂量<54 Gy。

眼球：平均剂量<35 Gy。

晶体：最高剂量<8 Gy。

视交叉：最高剂量<54 Gy。

视神经：最高剂量<54 Gy。

四、化疗方案

患者年龄>40岁，组织病理诊断为星形细胞瘤，且肿瘤跨中线，术前存在神经功能缺损等多项不良预后因素，病理分子分型提示1p/19q无杂合性缺失（loss of heterozygosity，LOH），因此给予放化疗综合治疗。

放疗期间口服替莫唑胺同期化疗：75 mg/（$m^2 \cdot d$），共42天。放疗结束后4周开始口服替莫唑胺辅助化疗，第1周期150 mg/（$m^2 \cdot d$），第2~6周期200 mg/（$m^2 \cdot d$），每28天一周期，每周期用药5天，停药23天。

五、讨论

低级别胶质瘤（low-grade glioma，LGG）手术治疗原则为最大范围安全切除。术后评估肿瘤的切除程度，要求术后72小时（24~48小时）内进行影像学复查。肿瘤切除程度的判定主要依据MRI的T2 FLAIR高信号改变，并与术前MRI影像比较，以排除由手术创伤所致的异常信号干扰，从而判断肿瘤是否全切（Ⅰ级证据）。有研究提示应用11C-蛋氨酸（MET）正电子发射计算机断层显像（PET-CT）和多模态MRI等功能影像学有助于确定LGG术后残留肿瘤的范围和监测治疗后的反应。术后放疗适应证、最佳时机、放疗剂量等仍存在争议，目前通常根据患者预后风险来制订治疗策略。

（一）风险分层

低级别胶质瘤的高危因素包括：年龄≥40岁、术后肿瘤残留、肿瘤最大径>6 cm、肿瘤跨中线、术前存在神经功能受损、术后病理为IDH野生型。2019版的美国国家综合癌症网络（NCCN）指南则将预后因素进行了简化：①低风险组，年龄≤40岁，肿瘤全切除，二者兼备；②高风险组：年龄>40岁，或者肿瘤次全切除，二者具备其一。而另一项具有代表性的研究——欧洲癌症治疗研究组织（EORTC22844）试验结果显示，年龄≥40岁、星形细胞瘤组织学亚型、肿瘤最大直径≥6 cm、肿瘤越过中线和术前神经系统缺损是不良预后因素。这些因素中≤2个因素的患者为低风险组，而危险因素≥3个则为高风险组。两种分层在临床指导治疗中均具有重要的意义，但目前尚未明确LGG最佳预后风险分层标准。

（二）放疗

1. 放疗的时机

建议有高危因素的LGG病例术后尽早接受放疗（4~8周内）。EORTC22845研究在成年低级别星形胶质瘤和少突胶质瘤患者中，对比了早期放疗与延迟放疗（病情进展时）的疗效。结果显示，早期放疗组的中位无进展生存期为5.3年，对照组的中位生存期为3.4年（HR=0.59，95%CI：0.45~0.77，$P<0.0001$）。而两组的总生存相近，早期放疗组的中位无进展生存期为7.4年，对照组的中位生存期为7.2年（HR=0.97，95%CI：0.71~1.34，$P=0.872$）。

2. 放疗剂量

推荐术后放疗总剂量为45~54 Gy，证据来自两项大型前瞻性研究的结果。EORTC22844以及另一项NCCTG、RTOG和ECOG的针对LGG术后放疗的联合研究，分为高剂量（64.8 Gy）和低剂量（50.4 Gy）放疗两组，结果显示两组间的5年总生存率（OS）无差异，但高剂量组的2年严重放射性坏死率高于低剂量组（5% vs 2.5%，$P=0.04$）。需要注意的是，两项研究均基于传统放疗技术和CT影像。放疗分次剂量推荐1.8~2.0 Gy/次，分次剂量超过2 Gy会增加LGG患者发生远期认知功能障碍的风险（Ⅱ级证据）。对于异柠檬酸脱氢酶（isocitrate dehydrogenase，IDH）野生型LGG患者，NCCN指南推荐可以考虑提高总剂量至59.4~60 Gy。

（三）化疗

RTOG9802临床试验研究了幕上型LGG患者放疗联合PCV方案化疗6个周期[甲基苄肼60 mg/（m^2·d），d8~21+洛莫司汀110 mg/（m^2·d），d1+长春新碱（VCR）1.4 mg/m^2（最大量2 mg）]对比单独放疗的疗效，中位随访期5.9年，中位生存期单独放疗组为7.5年，放化疗联合组未达到。5年OS单独放疗组为63%，联合组为72 %（HR=0.72，95%CI：0.47~1.10，$P=0.33$）。OS和无进展生存期（progress free survival，PFS）在2年内是相似的，然而2年后化疗显示出其优越性。在治疗2年后的存活者中，放化疗联合和单独放疗5年的OS为74% vs 59%（HR=0.52，95%CI：0.3~0.9，$P=0.02$）。中位随访期为11.9年，接受放化疗的患者相较于单独放疗的患者有较长的中位生存期（13.3年 *vs* 7.8年，HR=0.59，P=0.003）。放化疗联合组10年PFS为51%，单独放疗组10年PFS为21%；相应的10年OS为60% *vs* 40%。COX模型显示放化疗联合和组织学类型为少突胶质瘤显示出较好的预后。

替莫唑胺（temozolomide，TMZ）在高级别胶质瘤中具有肯定的疗效，毒性作用和不良反应低，在LGG中越来越多的证据也显示其不但可以延长复发或初治患者的PFS和OS，而且有助于癫痫的控制，提高患者生活质量。

RTOG0424临床Ⅱ期研究探索了高危LGG接受STUPP方案的疗效和毒性。129例高危（≥3个高危因素）LGG患者在放疗期间同步TMZ化疗，共为期6周；放疗结束后，TMZ辅助治疗12个周期。中位随访时间4年，中位生存期未达，3年PFS为59.2%，3年OS为73.1%，与历史对照相比OS提高（P<0.01）。

一项正在进行的Ⅲ期临床研究（NCT00887146），在间变性胶质瘤患者或LGG患者中，对比TMZ同步放化疗和PCV辅助化疗。1p/19q缺失亚组分析的结果将更好地揭示TMZ与PCV的疗效差异。

RTOG9802研究针对间变少突胶质瘤分别行放疗联合PCV化疗和单独放疗。亚组分析的结果显示，1p/19q共突变的患者对化疗有相当高的反应率：放疗联合化疗对比单独放疗中位生存期分别为14.7年和7.3年（HR=0.59，95%CI：0.37~0.59，P=0.03）。而单一突变（1p或19q）以及总体分析显示，放疗联合化疗未显示出优于单独放疗的疗效。EORTC26951同样显示1p/19q共突变的患者能够从辅助PCV化疗中获益更多。在共突变的患者中，放疗（RT）/PCV组的中位生存期未达到，RT组的中位生存期为112个月（HR=0.56，95%CI：0.31~1.03，P=0.059）。在没有共突变的肿瘤患者中，中位生存期为25个月和21个月（HR=0.83，95%CI：0.62~1.10，P=0.185）。根据突变状态分成两组，两组间的治疗差异并没有预测的那么显著，鉴于共突变患者的数量，该结果也在预料之中。PFS的提高在共突变组也尤为明显。在共突变的患者中，RT/PCV组无进展生存期为157个月，RT组为50个月（HR=0.42，95%CI：0.24~0.74，P=0.002）。而在无共突变的患者中，RT/PCV的PFS为15个月，RT组的PFS为9个月（HR=0.73，95%CI：0.56~0.97，P=0.026）。

辅助TMZ化疗在新诊断的无共突变的间变胶质瘤中显示出较好的预后。EORTC26053-22054研究结果显示，辅助TMZ组（单独放疗或TMZ同步放疗后辅助TMZ）的5年OS为55.9%（95%CI：47.2~63.8），未行TMZ组（单独放疗或TMZ同步放疗）为44.1%（95%CI：36.3~51.6），TMZ组3~4级不良反应的发生率为8%~12%，主要为可逆性血液系统毒性。期待开展相关RT+TMZ治疗LGG的Ⅲ期临床研究，以提供更高级别的循证医学证据。

（四）复发肿瘤的治疗

复发肿瘤的治疗应根据复发部位、肿瘤大小、颅内压情况、患者全身状态以及既往治疗综合考虑。如对于一般状态良好、占位效应明显的局部复发的患者，推荐手术治疗。对于不适合再次手术的患者，可推荐放疗和（或）化疗；若既往接受过放疗不适合再程放疗者，则推荐化疗。由于多数患者复发前接受过放射治疗，对于复发的较小病灶回顾性研究多采用立体定向放射外科治疗或大分割立体定向放疗技术，常规分割放疗多集中在体积相对较大的复发病灶，同时应充分考虑脑组织的耐受性和放射性脑坏死的发生风险。

参考文献

[1]　van den Bent MJ，Wefel JS，Schiff D，et al. Response assessment in neuro-oncology (a report of the RANO group)：assessment of outcome in trials of diffuse low-grade gliomas[J]. Lancet Oncol，2011，12(6)：583-593.

[2]　van den Bent MJ，Afra D，de Witte O，et al. Long-term efficacy of early versus delayed radiotherapy for low-grade astrocytoma and oligodendroglioma in adults：the EORTC 22845 randomised trial[J]. Lancet，2005，366(9490)：985-990.

[3]　中华医学会放射肿瘤治疗学分会.胶质瘤放疗中国专家共识（2017）[J].中华放射肿瘤学杂志，2018，27(2)：123-131.

[4]　Shaw E，Arusell R，Scheithauer B，et al. Prospective randomized trial of low- versus high-dose radiation therapy in adults with supratentorial low-grade glioma：initial report of a North Central Cancer Treatment Group/Radiation Therapy Oncology Group/Eastern Cooperative Oncology Group study[J]. J Clin Oncol，2002，20(9)：2267-2276.

[5]　National Comprehensive Cancer Network[webpage on the Internet]. NCCN guidelines[N/OL]. Available from：https://www.nccn.org/professionals/physician_gls/default.aspx#cns.

[6]　Shaw EG，Wang M，Coons SW，et al. Randomized trial of radiation therapy plus procarbazine，lomustine，and vincristine chemotherapy for supratentorial adult low-grade glioma：initial results of RTOG 9802[J]. J Clin Oncol，2012，30(25)：3065-3070.

[7]　Buckner JC，Shaw EG，Pugh SL，et al. Radiation plus Procarbazine，CCNU，and Vincristine in Low-Grade Glioma[J]. N Engl J Med，2016，374(14)：1344-1355.

[8]　Fisher BJ，Hu C，Macdonald DR，et al. Phase 2 study of temozolomide-based chemoradiation therapy for high-risk low-grade gliomas：preliminary results of Radiation Therapy Oncology Group 0424[J]. Int J Radiat Oncol Biol Phys，2015，91(3)：497-504.

[9]　van den Bent MJ，Brandes AA，Taphoorn MJ，et al. Adjuvant procarbazine，lomustine，and vincristine chemotherapy in newly diagnosed anaplastic oligodendroglioma：long-term follow-up of EORTC brain tumor group study 26951[J]. J Clin Oncol，2013，31(3)：344-350.

[10]　van den Bent MJ，Baumert B，Erridge SC，et al. Interim results from the CATNON trial (EORTC study 26053-22054) of treatment with concurrent and adjuvant temozolomide for

1p/19q non-co-deleted anaplastic glioma：a phase 3，randomised，open-label intergroup study[J]. Lancet，2017，390(10103)：1645-1653.

靶区勾画视频

扫码在线观看靶区勾画视频

（陆雪官，欧丹，孔芳芳，翟瑞萍，吕颖琛）

第五章 高级别胶质瘤

一、临床资料

（一）简要病史

患者，女性，50岁。患者2016年4月无明显诱因下出现头痛，伴恶心、呕吐，继而出现左手持物不稳，当地医院查头颅电子计算机断层扫描（CT）提示：右侧顶叶占位病变。遂来医院就诊，行颅脑磁共振成像（MRI）检查提示：右顶叶灰白质交界处、右侧侧脑室室管膜下见多发结节、肿块影，最大者位于右顶叶，约3.6 cm×3.1 cm×3.6 cm大小。于全麻下行右侧神经导航下脑肿瘤切除术，术中经神经导航确认肿瘤位置后，于非功能区切开皮层造瘘，吸除约2 cm×2 cm范围脑组织，向深部分离约1 cm见灰红色肿瘤组织，质地韧，血供丰富，肿瘤边界清楚，周围脑组织水肿明显，瘤内有囊，囊内为陈旧性血性液体，显微镜下肿瘤主体部分全切，由于脑组织肿胀明显，考虑继续切除肿瘤创面过大，术后可能进一步水肿，故卫星病灶未予切除。术后病理：胶质母细胞瘤，WHO分级Ⅳ级，异柠檬酸脱氢酶（isocitrate dehydrogenase，IDH）野生型，周围脑组织侵犯（＋），肿瘤性坏死（＋）。现为行术后辅助放化疗入院。

（二）相关检查

（1）体格检查：神清，对答切题，查体合作，双瞳孔等大等圆，直径约3 mm，直接与间接对光反射存在。四肢肌肉无萎缩，肌力、肌张力基本正常。切口愈合良好，甲级愈合。

（2）辅助检查：

①术前正电子发射计算机断层显像（PET-CT）检查提示：大脑右侧顶叶

低密度占位，未见氟代脱氧葡萄糖（fluorodeoxyglucose，FDG）高代谢，结合MRI；全身其余部位PET-CT显像亦未见明显FDG代谢异常增高灶。两颈部、纵隔淋巴结炎性增生；右上肺陈旧病变；胆囊结石。

②术前脑MRI检查提示（图5-1）：右顶叶灰白质交界处、右侧侧脑室室管膜下见多发占位，较大者位于右顶叶，约41 mm×39 mm×40 mm大小，周围见不规则水样信号，增强后壁花环样强化，外壁分叶状，内壁凹凸不平，中线左偏，侧脑室受压，余脑实质未见局灶性信号异常，各脑室、脑池大小形态正常，中线结构居中。幕下小脑、脑干无异常，矢状面扫描示垂体大小形态正常。诊断为右顶叶灰白质交界处、右侧侧脑室室管膜下见多发占位病变，恶性且转移可能。

③术后颅脑MRI检查提示（图5-2）：右脑顶叶胶质母细胞瘤术后，右侧顶叶大片异常信号，T1WI低信号，T2WI高信号，增强后多发环形强化灶，部分突入脑室，中线结构左移。幕下小脑、脑干无异常，矢状面扫描示垂体大小形态正常。诊断为右脑顶叶胶质母细胞瘤术后改变，局部残留可能，请结合手术史。

④术后病理：右顶颞部胶质母细胞瘤，IDH突变（−），1p/19q杂合性缺失，EGFR突变（−）；周围脑组织侵犯（＋），肿瘤性坏死（＋）；免疫组化：AE1/AE3（−），ATRX-OPT（＋），CD34（−），EGFR（＋），GFAP（＋），HER2（−），Ki-67（30%+），Nestin（＋），P53（−），Olig2（部分＋），IDH1（−），INA（＋）。

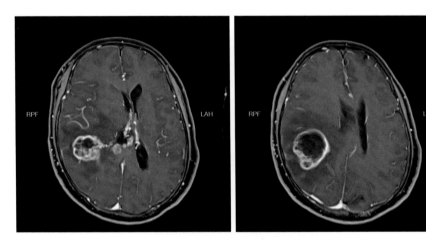

图5-1　术前颅脑MRI（箭头所指处为右顶叶占位灶）

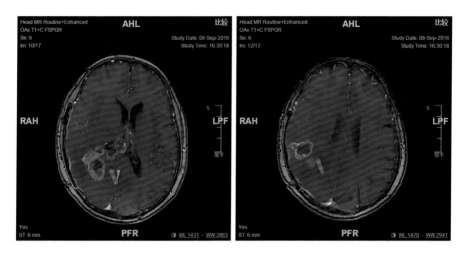

图5-2　术后颅脑MRI（箭头所指处为右顶叶术后局部残留灶及瘤腔）

二、体位及固定方式

　　患者仰卧位，头前屈或平伸依肿瘤及周围关键结构的位置和患者对体位要求的合作性而定。病变位于后颅窝者取俯卧位。采用热解塑料面罩及个体化枕头固定头部。增强后扫描定位CT，层厚3~5 mm。扫描范围：上界至顶骨上2 cm，下界至枕骨大孔下3~5 cm。靶区勾画时参考与定位CT图像融合的定位MRI（T1增强、FLAIR/T2序列）图像。

三、靶区勾画及剂量

（一）勾画图谱

　　靶区勾画见图5-3~图5-5。
　　GTV（红线）：肿瘤、术腔/残留病灶（结合术前、术后MRI的T1WI+C及CT增强区域）。
　　CTV1（蓝线）：GTV外扩0.5 cm。
　　CTV2（绿线）：GTV外扩2 cm，包括术前水肿（T2WI/FLAIR异常信号区）。
　　PTV1：CTV1外扩0.3~0.5 cm，剂量60 Gy/30 Fx。
　　PTV2：CTV2外扩0.3~0.5 cm，剂量50 Gy/25 Fx。

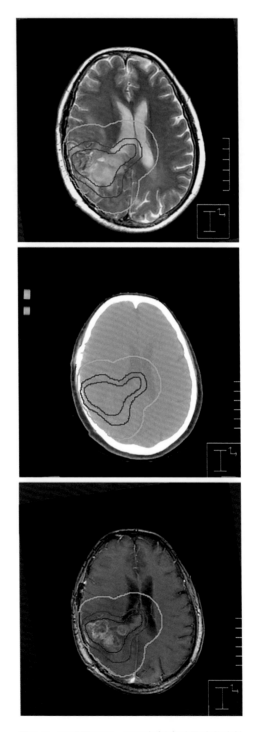

图5-3　透明隔层面，GTV包括术腔及残留病灶

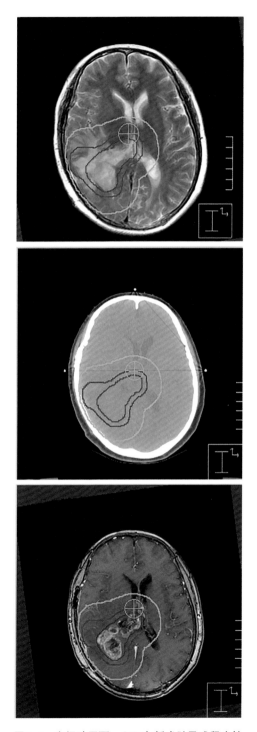

图5-4　室间孔层面，GTV包括术腔及残留病灶

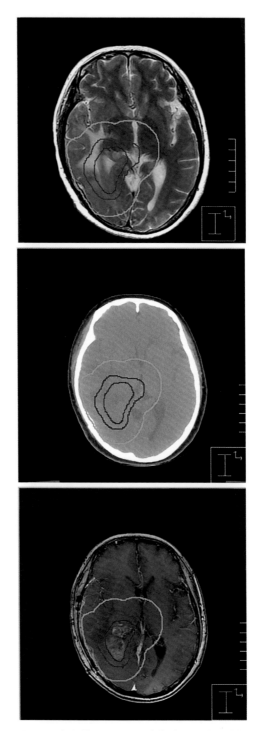

图5-5　松果体层面，GTV包括术腔及残留病灶

（二）放疗技术及剂量

采用调强放疗技术，PTV1处方剂量：60 Gy/30 Fx。PTV2处方剂量：50 Gy/25 Fx。

四、化疗方案

放疗期间口服替莫唑胺同期化疗：75 mg/（m²·d），共42天。放疗结束后4周开始口服替莫唑胺辅助化疗，第1周期150 mg/（m²·d），第2~6周期200 mg/（m²·d），每28天一周期，每周期用药5天，停药23天。

五、讨论

（一）预后因素

肿瘤切除程度和放疗开始时间是高级别胶质瘤的主要预后因素。肿瘤全切可延长术后肿瘤复发时间和患者生存期。高级别胶质瘤生存时间与放疗开始时间密切相关，术后早期放疗能有效延长高级别胶质瘤患者的生存期，强烈推荐术后尽早（手术后2~6周）开始放疗。同时患者年龄、KPS评分、肿瘤分子病理分型、肿瘤部位、放疗剂量的选择以及其对放化疗的反应均是影响患者预后的重要因素。

高级别胶质瘤的治疗需要多学科合作，采取个体化综合治疗方案。对于手术能及部位内的肿瘤，应积极采用最大安全范围内切除。

（二）放疗及靶区确定

1. 放疗时间和剂量

高级别胶质瘤患者术后早期放疗能够延长患者生存期，强烈推荐术后2~6周开始放疗。术后推荐放疗照射总剂量为54~60 Gy，1.8~2.0 Gy/次，分割30~33次，每日1次，肿瘤体积较大和（或）位于重要功能区，可适当降低照射总剂量。

2. 靶区确定

高级别胶质瘤放疗靶区勾画目前仍存在争议，其焦点主要是临床靶区（CTV）是否需要包括瘤周的水肿区。美国肿瘤放射治疗协会（Radiation Therapy Oncology Group，RTOG）推荐高危临床靶区（CTV1）需包括瘤周水肿区外2 cm区域，给予46 Gy，缩野后低危临床靶区（CTV2）需在大体肿瘤靶区

（GTV）外扩2 cm，剂量增至60 Gy。美国MD安德森癌症中心的CTV1为GTV外扩2 cm，包括MRI的T1或CT增强区+残腔，并不刻意包全瘤周水肿区，照射剂量为50 Gy；而缩野的计划靶区（PTV）则仅包括GTV外0.5 cm，给予10 Gy。2019年美国国家综合癌症网络（NCCN）指南推荐MRI的T1增强或T2/FLAIR异常信号为GTV，外扩1~2 cm形成WHO Ⅲ级胶质瘤的CTV，而外扩2~2.5 cm形成胶质母细胞瘤的CTV。CTV外扩3~5 mm形成PTV；而T2/FLAIR显示的水肿区建议包括在一程的CTV1中（46 Gy/23 Fx），二程增量区（Boost：14 Gy/7 Fx）应仅仅包括残余肿瘤或术后瘤腔外扩2.0 cm形成的CTV2。欧洲癌症研究和治疗组织（European Organzation for Research and Treatment of Cancer，EORTC）的CTV1包括MRI的T1或CT增强区外2~2.5 cm，并不刻意包全瘤周水肿区。《2015中国中枢神经系统胶质瘤诊断和治疗指南勾画原则》中推荐GTV为术后可见病灶加上T2 FlAIR异常信号区（包括水肿区），GTV向外扩展1~2 cm分别得到CTV，CTV应在放射治疗医师根据解剖结构进行修正后分别产生CTVs，在此基础上外扩0.3~0.5 cm得到PTVs。推荐GTV剂量为60 Gy，CTVs剂量为40~50 Gy。在靶区的勾画中，除了避开正常重要结构外，还应参考患者的术前MRI，帮助区分术后改变和肿瘤残留。多项临床试验结果证实CTV是否包括水肿区在肿瘤控制和患者预后上无明显差异。

（三）化疗

胶质母细胞瘤：根据EORTC-NCIC研究的结果，胶质母细胞瘤术后放疗同期加上辅助使用替莫唑胺化疗能够将胶质母细胞瘤患者的中位生存时间提高2.4个月（14.6个月 vs 12.1个月），5年总生存率提高7.9%（9.8% vs 1.9%，$P<0.001$）；同时，替莫唑胺的化疗毒性及不良反应较小，患者可耐受。Hegi等的研究结果显示在肿瘤含有甲基化甲基鸟嘌呤DNA甲基转移酶（methylguanine-DNA methyltransferase，MGMT）启动子的患者中，接受替莫唑胺化疗和放疗的患者与仅接受放疗的患者相比，中位生存时间延长6.4个月（21.7个月 vs 15.3个月，$P=0.007$）；在无MGMT启动子甲基化的情况下，两组的生存率无统计学意义（$P>0.05$）。基于以上研究结果，强烈推荐成人初治患者接受放疗联合替莫唑胺（75 mg/m²）同步化疗，并进行6个周期替莫唑胺辅助化疗。其中放疗和替莫唑胺的协同作用在MGMT启动子区甲基化患者中最为明显。

根据EORTC 26951的研究结果，间变性脑胶质瘤，放疗联合丙卡巴肼，洛莫司汀和长春新碱（PCV）化疗与单独放疗相比可以使患者的中位生存时间延长11.7个月（42.3个月 vs 30.6个月，$P=0.018$）。RTOG 9402研究结果表明：在1p/19q联合缺失患者中，与只接受放疗的患者相比，接受放疗联合PCV化疗的患者中位生存时间更长（14.7年 *vs* 7.3年，*P*=0.03）。有1p/19q联合缺失的患者，无论接受放疗联合PCV化疗还是单独放疗，预后都好于无1p/19q联合缺失患者。基于以上研究结果，放疗联合PCV化疗是一线治疗方案（Ⅰ级证据）。同时对于无1p/19q联合缺失的患者，也可进行放疗和（或）替莫唑胺辅助化疗（Ⅱ级证据）和放疗同步加辅助替莫唑胺化疗（Ⅱ级证据）。此外，IDH和TERT启动子区突变与预后密切相关，IDH野生型伴或不伴TERT启动子区突变患者，临床预后最差，应加强放化疗强度，在WHO Ⅱ级胶质瘤中也同样存在这样的现象。

（四）其他治疗

肿瘤治疗电场是一种通过抑制肿瘤细胞有丝分裂发挥抗肿瘤作用的治疗方法，用于脑胶质瘤的电场治疗系统，是一种便携式设备，通过贴敷于头皮的转换片产生中频低场强肿瘤治疗磁场。目前研究显示电场治疗安全且有效，推荐用于新发GBM（Ⅰ级证据）和复发高级别脑胶质瘤的治疗（Ⅱ级证据）。2017年，电场疗法与替莫唑胺作为术后辅助治疗方案被纳入NCCN指南中。但目前还需要更多的研究来进一步验证电场疗法在胶质细胞瘤治疗中的有效性和安全性。

以VEGF为靶标的分子靶向药贝伐珠单抗（bevacizumab）对于复发性高级别胶质瘤是较好的选择。但由于贝伐珠单抗在治疗初治高级别胶质瘤时未显著改善总生存，无进展生存期（PFS）有所改善，但贝伐珠单抗治疗不良事件增加。因此，不推荐贝伐珠单抗常规用于新诊断胶质瘤的一线治疗。GLARIUS研究探索了放疗同期联合贝伐珠单抗和（或）贝伐珠单抗联合伊立替康辅助化疗治疗初治胶质母细胞瘤患者，与替莫唑胺相比，贝伐珠单抗组将患者6个月的PFS提高了36.7%（79.3% *vs* 42.6%，*P*<0.001）；中位PFS从5.99个月延长到了9.7个月（*P*<0.001）。另一项随机双盲安慰剂对照研究结果表明贝伐珠单抗组与安慰剂组相比，未能提高高级别胶质瘤患者总生存，两组患者中位生存时间分别15.7个月和16.1个月（*P*=0.21）。Chinot等开展了放疗同期联合替莫唑胺和（或）在替莫唑胺辅助化疗的基础上再加上贝伐珠单抗或安慰剂的研究，结果表明贝伐珠单抗组的中位PFS比安慰剂组长（10.6个月 *vs* 6.2个月，*P*<0.001）；但贝伐珠单抗组和安慰剂组的总生存率无明显统计学差异（*P*=0.10）。Wick等的研究结果表明洛莫司汀加贝伐珠单抗联合治疗与洛莫司汀单药治疗相比，未能明显提高患者生存率（9.1个月 *vs* 8.6个月，*P*=0.65）；但联合治疗组局部评估的PFS比单药治疗组长2.7个月（4.2个月 *vs* 1.5个月，*P*<0.001）。

除了手术、放疗和化疗等常规治疗，胶质瘤的基因治疗、免疫治疗、分子治疗和干细胞治疗等新的治疗方法也被应用在高级别胶质瘤的治疗中，但这些治疗方案目前都处于较早期的研究过程中，还有待大量高级别的临床证据来证实。

（五）假性进展

恶性胶质瘤患者放疗后，特别是联合替莫唑胺治疗后，常常很快出现原有增强病灶体积变大，或出现新的增强病变的情况。由于这一表现在影像上酷似肿瘤进展，故称之为假性进展。多见于治疗结束后2~3个月内，多无临床症状和体征，多数病变即使不予治疗也可缩小或保持稳定。替莫唑胺联合放疗后假性进展发生率高于单纯放疗。目前临床上仍缺乏可靠的影像学手段来鉴别肿瘤复发、假性进展和治疗相所致脑坏死。放化疗（替莫唑胺）后影像学上表现进展，临床上无症状，继续用替莫唑胺。放化疗（替莫唑胺）后影像学上表现进展，临床上有症状，可考虑手术。如病理表现为坏死为主继续用替莫唑胺；如提示复发，则更改治疗方案。放化疗后3个月内在影像学上表现进展提示复发的患者，不能作为复发胶质母细胞瘤病例而参与相关复发脑胶质瘤的临床研究，除非有明确的病理诊断。

参考文献

[1]　Laws ER，Parney IF，Huang W，et al. Survival following surgery and prognostic factors for recently diagnosed malignant glioma：data from the Glioma Outcomes Project[J]. J Neurosurg，2003，99(3)：467-473.

[2]　Sun MZ，Oh T，Ivan ME，et al. Survival impact of time to initiation of chemoradiotherapy after resection of newly diagnosed glioblastoma[J]. J Neurosurg，2015，122(5)：1144-1150.

[3]　Tykocki T，Eltayeb M. Ten-year survival in glioblastoma. A systematic review[J]. J Clin Neurosci，2018，54：7-13.

[4]　Nakagawa Y，Sasaki H，Ohara K，et al. Clinical and Molecular Prognostic Factors for Long-Term Survival of Patients with Glioblastomas in Single-Institutional Consecutive Cohort[J]. World Neurosurg，2017，106：165-173.

[5]　Smoll NR，Schaller K，Gautschi OP. Long-term survival of patients with glioblastoma multiforme (GBM)[J]. J Clin Neurosci，2013，20(5)：670-675.

[6]　Cabrera AR，Kirkpatrick JP，Fiveash JB，et al. Radiation therapy for glioblastoma：Executive summary of an American Society for Radiation Oncology Evidence-Based Clinical Practice Guideline[J]. Pract Radiat Oncol，2016，6(4)：217-225.

[7]　Chiesa S，Mazzarella C，Ferro M，et al. PD-0516：Edema or not edema：this the matter in glioblastoma CTV! Hypothesis from two sequential phase II studies[J]. Radiotherapy and Oncology，2014，111(1)：S203-S204.

[8] Gilbert MR, Wang M, Aldape KD, et al. Dose-dense temozolomide for newly diagnosed glioblastoma: a randomized phase III clinical trial[J]. J Clin Oncol, 2013, 31(32): 4085-4091.

[9] Chang EL, Akyurek S, Avalos T, et al. Evaluation of peritumoral edema in the delineation of radiotherapy clinical target volumes for glioblastoma[J]. Int J Radiat Oncol Biol Phys, 2007, 68(1): 144-150.

[10] Stupp R, Mason WP, van den Bent MJ, et al. Radiotherapy plus concomitant and adjuvant temozolomide for glioblastoma[J]. N Engl J Med, 2005, 352(10): 987-996.

[11] Stupp R, Hegi ME, Mason WP, et al. Effects of radiotherapy with concomitant and adjuvant temozolomide versus radiotherapy alone on survival in glioblastoma in a randomised phase III study: 5-year analysis of the EORTC-NCIC trial[J]. Lancet Oncol, 2009, 10(5): 459-466.

[12] Hegi ME, Diserens AC, Gorlia T, et al. MGMT gene silencing and benefit from temozolomide in glioblastoma[J]. N Engl J Med, 2005, 352(10): 997-1003.

[13] van den Bent MJ, Brandes AA, Taphoorn MJ, et al. Adjuvant procarbazine, lomustine, and vincristine chemotherapy in newly diagnosed anaplastic oligodendroglioma: long-term follow-up of EORTC brain tumor group study 26951[J]. J Clin Oncol, 2013, 31(3): 344-350.

[14] Cairncross G, Wang M, Shaw E, et al. Phase III trial of chemoradiotherapy for anaplastic oligodendroglioma: long-term results of RTOG 9402[J]. J Clin Oncol, 2013, 31(3): 337-343.

[15] Intergroup Radiation Therapy Oncology Group Trial 9402; Cairncross G, Berkey B, et al. Phase III trial of chemotherapy plus radiotherapy compared with radiotherapy alone for pure and mixed anaplastic oligodendroglioma: Intergroup Radiation Therapy Oncology Group Trial 9402[J]. J Clin Oncol, 2006, 24(18): 2707-2714.

[16] van den Bent MJ, Baumert B, Erridge SC, et al. Interim results from the CATNON trial (EORTC study 26053-22054) of treatment with concurrent and adjuvant temozolomide for 1p/19q non-co-deleted anaplastic glioma: a phase 3, randomised, open-label intergroup study[J]. Lancet, 2017, 390(10103): 1645-1653.

[17] Yang P, Cai J, Yan W, et al. Classification based on mutations of TERT promoter and IDH characterizes subtypes in grade II/III gliomas[J]. Neuro Oncol, 2016, 18(8): 1099-1108.

[18] Stupp R, Taillibert S, Kanner AA, et al. Maintenance Therapy With Tumor-Treating Fields Plus Temozolomide vs Temozolomide Alone for Glioblastoma: A Randomized Clinical Trial[J]. JAMA, 2015, 314(23): 2535-2543.

[19] Herrlinger U, Schäfer N, Steinbach JP, et al. Bevacizumab Plus Irinotecan Versus Temozolomide in Newly Diagnosed O6-Methylguanine-DNA Methyltransferase Nonmethylated Glioblastoma: The Randomized GLARIUS Trial[J]. J Clin Oncol, 2016, 34(14): 1611-1619.

[20] Gilbert MR, Dignam JJ, Armstrong TS, et al. A randomized trial of bevacizumab for newly diagnosed glioblastoma[J]. N Engl J Med, 2014, 370(8): 699-708.

[21] Chinot OL, Wick W, Mason W, et al. Bevacizumab plus radiotherapy-temozolomide for newly diagnosed glioblastoma[J]. N Engl J Med, 2014, 370(8): 709-722.

[22] Wick W, Gorlia T, Bendszus M, et al. Lomustine and Bevacizumab in Progressive Glioblastoma[J]. N Engl J Med, 2017, 377(20): 1954-1963.

靶区勾画视频

扫码在线观看靶区勾画视频

（陆雪官，许婷婷，孔芳芳，薛芬，吕涛）

第三篇

小细胞肺癌

第六章　局限期小细胞肺癌

一、临床资料

（一）简要病史

患者，男性，66岁。患者2周前体检发现左肺占位病变，无发热、咳嗽、咳痰、咯血等症状。胸部增强电子计算机断层扫描（CT）检查提示：左下肺肿块（2.8 cm×3.7 cm），两上肺纤维增殖灶。2019年4月12日行左下肺肿块穿刺活检，病理诊断：左下肺小细胞肺癌（small cell lung cancer，SCLC）。2019年4月18日行正电子发射计算机断层显像（PET-CT）提示：左肺下叶背段肿块及左肺门淋巴结代谢增高，考虑肺癌；两肺上叶肺气肿，两肺多发炎性小肿块，两肺上叶少许慢性炎症。颅脑增强磁共振成像（MRI）扫描未见明显异常。为进一步诊治遂就诊于复旦大学附属肿瘤医院。病程中，患者神志清，精神睡眠可，饮食可，体重无明显减轻。

个人史：生于原籍，久居当地。曾为政府干部，现已退休。否认嗜酒史，有吸烟史，40支/天，烟龄50年。

既往史：既往体健，否认高血压、冠心病、糖尿病史，既往腰椎外伤骨折史，否认药物及食物过敏史，否认传染病史。

家族史：父亲因食管癌去世，否认其他肿瘤家族史。

（二）相关检查

专科检查：身高176 cm，体重75 kg，美国东部肿瘤协作组（ECOG）体力状态评分1分，疼痛评分0分，颈部及双侧锁骨上未及肿大淋巴结，心肺查体未见明显异常。

胸部增强CT扫描提示（图6-1~图6-2）：左下肺肿块（2.8 cm×3.7 cm），两上肺纤维增殖灶。

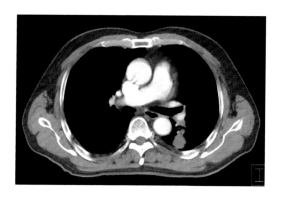

图6-1 左下肺肿块（纵隔窗）

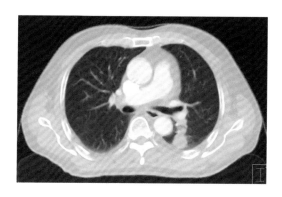

图6-2 左下肺肿块（肺窗）

PET-CT提示（图6-3）：左肺下叶背段肿块及左肺门淋巴结代谢增高，考虑肺癌，两肺上叶肺气肿，两肺多发炎性小肿块，两肺上叶少许慢性炎症。

颅脑增强MRI：未见明显异常。

肺功能：通气功能轻度障碍（限制型），肺弥散功能正常。

支气管镜：未见明显异常。

病理诊断：（左下肺穿刺）符合小细胞肺癌。

免疫组化：TTF-1（+），NapsinA（-），CK20（-），CK5/6（-），p63（少量+），Ki-67（70%+），Syn（+），CgA（+），CD56（+/-）。

（三）诊断及分期

左下肺小细胞肺癌，局限期[美国退伍军人管理局肺癌协会（VALG）分期]，cT2aN1M0，ⅡB期[美国癌症联合会（AJCC）／国际抗癌联盟（UICC）肺癌TNM分期第8版]。

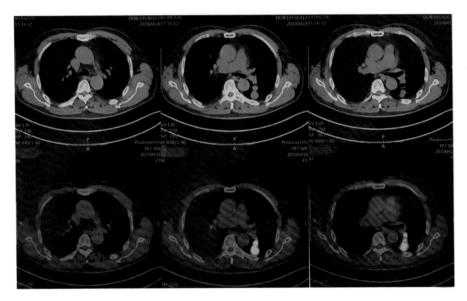

图6-3　左肺下叶背段肿块及左肺门淋巴结代谢增高

（四）临床特征

（1）老年男性，有长期吸烟史，一般情况尚好。

（2）体检发现，无明显临床表现。

（3）肺穿刺病理明确小细胞肺癌，完善增强CT及PET-CT等检查，提示为局限期小细胞肺癌。

（4）基础肺功能较差，两肺上叶肺气肿。

二、体位及固定方式

肺癌体位固定一般采取仰卧位，双手上举，多功能托架真空垫及体罩固定。如需照射锁骨上区的患者，可双手置于体侧，头颈肩面罩固定。常规扫描范围上界根据病灶上界水平进行调节，下界为肺下缘下2 cm，层厚3~5 mm（本例患者采用仰卧位，双手上举，多功能托架真空垫及体罩固定，扫描范围上界至环状软骨，下界为肺下缘下2 cm，层厚5 mm）。

三、靶区勾画及剂量

（一）靶区勾画原则

GTV：根据影像学检查上可见肿瘤勾画。如果放疗前已行化疗，则肺内病灶按照化疗后范围勾画，淋巴结参照化疗前的累及范围勾画。肺内肿瘤及纵隔淋巴结需要同时结合肺窗及纵隔窗来进行勾画。

　　PTV：GTV外放范围，前后及左右方向为0.8 cm，头脚方向为1.2 cm。PTV的外放边界需要考虑到呼吸运动和本单位的摆位误差情况。呼吸运动边界可采用4DCRT技术扫描，也可以参照常规模拟机下所见病灶的呼吸运动幅度而定。GTV及PTV勾画示意图见图6-4。

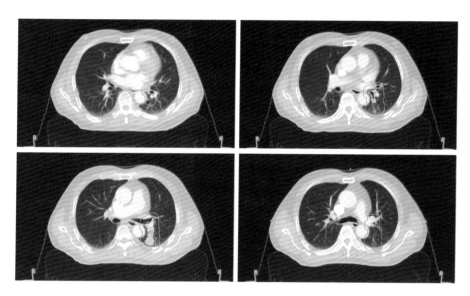

图6-4　GTV及PTV勾画示意图（红色划线区域为GTV，绿色为PTV）

　　GTV包括了肺内肿瘤、肺门淋巴结/支气管旁软组织影和可能受累的支气管。PTV外放应考虑到受累支气管上下走行范围以及肿瘤呼吸运动范围。

（二）放疗技术及剂量

　　放疗技术为调强放疗（IMRT）。靶区剂量为95% PTV给予60~70 Gy/30~35 Fx，如有条件可采用45 Gy/30 Fx（1.5 Gy bid）。本病例采用45 Gy/30 Fx，1.5 Gy bid剂量照射。

（三）正常组织限量

　　一般需满足：

　　脊髓：最大剂量≤45 Gy（常规分割）或≤41 Gy（加速分割）。

　　心脏：达到处方剂量的心脏体积应<30%，且50%以上体积的心脏受量应小于处方剂量的一半。

肺（不包含PTV）：平均剂量≤20 Gy，双肺V20≤35%。

食管：平均剂量≤34 Gy，最大剂量≤105%的处方剂量，V60≤17%。尽量不将同层面食管整个包入治疗处方剂量区。

对于此病例的剂量限制：

脊髓：最大剂量≤41 Gy。

心脏：V45≤30%，V22.5<50%。

肺（不包括PTV）：平均剂量≤15 Gy，双肺V20≤30%。

食管：平均剂量≤34 Gy，最大剂量≤47.25 Gy，V45≤40%，尽量不将同层面食管整个包入治疗处方剂量区。

（四）放疗期间注意事项

（1）注意定位线的保持，保护放射野皮肤。

（2）每周复查血常规，注意有无白细胞、血小板下降，必要时需暂停放疗；同步放化疗患者还需关注化疗毒性作用和不良反应（定期复查肝肾功能、电解质等）。

（3）注意有无咳嗽、发热、胸闷等症状，警惕放射性肺炎的发生。

四、治疗后随访

治疗结束后前2年内每3个月随访1次，建议每次检查胸部增强CT、脑部增强磁共振、全身B超（包括颈部、锁骨上及腹部各脏器），如有症状加做骨扫描检查或其他相应部位检查。第3年每6个月随访1次，之后每年随访1次。

五、讨论

局限期SCLC治疗原则及相关循证依据如下。

（一）手术治疗

手术治疗（肺叶切除术+肺门、纵隔淋巴结清扫术）仅在T1-T2N0M0的患者中应用，同步放化疗是除T1-T2N0M0外的局限期小细胞肺癌的标准治疗方案，优于序贯放化疗（1级证据）。

以下未额外标注部分均为2A级证据。

（二）根治性放化疗

根据NCCN指南（2021年第二版）推荐，放疗联合EP方案同步放化疗是局限期小细胞肺癌首选治疗方案，优于序贯放化疗（1级证据）。放疗应尽早开始，最晚不迟于与第三周期化疗同步开始。化疗方案推荐4个周期的依托泊苷联合顺铂或卡铂。具体用药剂量：顺铂75 mg/m^2 d1，依托泊苷100 mg/m^2 d1~3；或顺铂60 mg/m^2 d1，依托泊苷120 mg/m^2 d1~3；或顺铂25 mg/m^2 d1~3，依托泊苷100 mg/m^2 d1~3；或卡铂AUC 5~6 d1，依托泊苷100 mg/m^2 d1~3。从治疗开始到放疗结束的时间间隔越短，预后越好。

靶区定义：在设计放疗计划时应基于在治疗前获得的胸部增强CT或者PET-CT等基础上定义靶体积。PET-CT最好在治疗前4周内施行，不应超过8周。

（1）对于在放疗前进行了全身治疗的患者，肺部GTV可限于治疗后体积以避免过度毒性，但GTV应覆盖最初累及的淋巴结区域。

（2）剂量与方案：研究显示45 Gy/3周（1.5 Gy bid）优于45 Gy/5周（1.8 Gy qd）（1级证据）。当使用每日2次分割计划时，2次分割之间的间隔至少应6 h以允许正常组织的修复。如果使用每日1次的放疗计划，应使用60~70 Gy的剂量。2017年CONVERT研究显示了超分割放疗组在总生存期（OS）及无进展生存期（PFS）数值上略高于常规分割放疗组，但没有统计学差异，且超分割放疗组毒性反应发生率低于常规分割放疗组。根据CALGB 30610/RTOG 0538研究在2021年ASCO会议上报道的结果，接受45 Gy/3周（1.5 Gy bid）和70 Gy/7周（2 Gy qd）剂量方案的患者总生存期相似。

（三）预防性脑照射（PCI）

在初始治疗缓解良好的局限期SCLC患者中，预防性脑照射（PCI）降低脑转移并可以改善OS（1级证据）。1999年发表的一项主要针对局限期小细胞肺癌放化疗后完全缓解患者的Meta分析显示，PCI可以提高患者3年生存率，并降低脑转移风险。

（1）剂量：PCI的首选剂量为25 Gy/10Fx，qd。在一项大型随机试验（PCI 99-01）中，接受36 Gy剂量PCI的患者比接受25 Gy PCI的患者显示出了更高的死亡率和更严重的慢性神经毒性。

（2）神经认知功能：年龄增加和更高的剂量是发生慢性神经毒性的最重要的预测因素。在RTOG 0212试验中，PCI后12个月，年龄高于60岁的患者中83%出现了慢性神经毒性，而年龄低于60岁的患者中为56%（$P=0.009$）。正在接受PCI治疗的患者中应避免全身治疗时同步使用总剂量高的放疗剂量（>30 Gy）。

（3）当予PCI或脑转移病灶放疗时，可考虑在放疗的同时及放疗后加用金刚胺，已证明其可减少全脑照射治疗脑转移后的神经认知功能障碍。

参考文献

[1] Takada M, Fukuoka M, Kawahara M, et al. Phase III study of concurrent versus sequential thoracic radiotherapy in combination with cisplatin and etoposide for limited-stage small-cell lung cancer: results of the Japan Clinical Oncology Group Study 9104[J]. J Clin Oncol, 2002, 20(14): 3054-3060.

[2] Fried DB, Morris DE, Poole C, et al. Systematic review evaluating the timing of thoracic radiation therapy in combined modality therapy for limited-stage small-cell lung cancer[J]. J Clin Oncol, 2004, 22(23): 4837-4845.

[3] De Ruysscher D, Pijls-Johannesma M, Bentzen SM, et al. Time between the first day of chemotherapy and the last day of chest radiation is the most important predictor of survival in limited-disease small-cell lung cancer[J]. J Clin Oncol, 2006, 24(7): 1057-1063.

[4] Videtic GM, Belderbos JS, Spring Kong FM, et al. Report from the International Atomic Energy Agency (IAEA) consultants' meeting on elective nodal irradiation in lung cancer: small-cell lung cancer (SCLC)[J]. Int J Radiat Oncol Biol Phys, 2008, 72(2): 327-334.

[5] De Ruysscher D, Bremer RH, Koppe F, et al. Omission of elective node irradiation on basis of CT-scans in patients with limited disease small cell lung cancer: a phase II trial[J]. Radiother Oncol, 2006, 80(3): 307-312.

[6] van Loon J, De Ruysscher D, Wanders R, et al. Selective nodal irradiation on basis of (18) FDG-PET scans in limited-disease small-cell lung cancer: a prospective study[J]. Int J Radiat Oncol Biol Phys, 2010, 77(2): 329-336.

[7] Hu X, Bao Y, Zhang L, et al. Omitting elective nodal irradiation and irradiating postinduction versus preinduction chemotherapy tumor extent for limited-stage small cell lung cancer: interim analysis of a prospective randomized noninferiority trial[J]. Cancer, 2012, 118(1): 278-287.

[8] Shirvani SM, Komaki R, Heymach JV, et al. Positron emission tomography/computed tomography-guided intensity-modulated radiotherapy for limited-stage small-cell lung cancer[J]. Int J Radiat Oncol Biol Phys, 2012, 82(1): e91-e97.

[9] Xia B, Chen GY, Cai XW, et al. Is involved-field radiotherapy based on CT safe for patients with limited-stage small-cell lung cancer?[J]. Radiother Oncol, 2012, 102(2): 258-262.

[10] Colaco R, Sheikh H, Lorigan P, et al. Omitting elective nodal irradiation during thoracic irradiation in limited-stage small cell lung cancer--evidence from a phase II trial[J]. Lung Cancer, 2012, 76(1): 72-77.

[11] Liengswangwong V, Bonner JA, Shaw EG, et al. Limited-stage small-cell lung cancer: patterns of intrathoracic recurrence and the implications for thoracic radiotherapy[J]. J Clin Oncol, 1994, 12(3): 496-502.

[12] Turrisi AT 3rd, Kim K, Blum R, et al. Twice-daily compared with once-daily thoracic radiotherapy in limited small-cell lung cancer treated concurrently with cisplatin and etoposide[J]. N Engl J Med, 1999, 340(4): 265-271.

[13] Schild SE, Bonner JA, Shanahan TG, et al. Long-term results of a phase III trial comparing once-daily radiotherapy with twice-daily radiotherapy in limited-stage small-cell lung cancer[J]. Int J Radiat Oncol Biol Phys, 2004, 59(4): 943-951.

[14]　Choi NC，Herndon JE 2nd，Rosenman J，et al. Phase I study to determine the maximum-tolerated dose of radiation in standard daily and hyperfractionated-accelerated twice-daily radiation schedules with concurrent chemotherapy for limited-stage small-cell lung cancer[J]. J Clin Oncol，1998，16(11)：3528-3536.

[15]　Miller KL，Marks LB，Sibley GS，et al. Routine use of approximately 60 Gy once-daily thoracic irradiation for patients with limited-stage small-cell lung cancer[J]. Int J Radiat Oncol Biol Phys，2003，56(2)：355-359.

[16]　Roof KS，Fidias P，Lynch TJ，et al. Radiation dose escalation in limited-stage small-cell lung cancer[J]. Int J Radiat Oncol Biol Phys，2003，57(3)：701-708.

[17]　Casas F，Jeremic B. In regard to Bogart et al.：70 Gy thoracic radiotherapy is feasible concurrent with chemotherapy for limited-stage non-small-cell lung cancer：Analysis of cancer and leukemia group B study 39808 (Int J Radiat Oncol Biol Phys，2004，59：460-468)[J]. Int J Radiat Oncol Biol Phys，2004，60(5)：1661-1662；author reply 1662-1663.

[18]　Le Péchoux C，Dunant A，Senan S，et al. Standard-dose versus higher-dose prophylactic cranial irradiation (PCI) in patients with limited-stage small-cell lung cancer in complete remission after chemotherapy and thoracic radiotherapy (PCI 99-01，EORTC 22003-08004，RTOG 0212，and IFCT 99-01)：a randomised clinical trial[J]. Lancet Oncol，2009，10(5)：467-474.

[19]　Wolfson AH，Bae K，Komaki R，et al. Primary analysis of a phase II randomized trial Radiation Therapy Oncology Group (RTOG) 0212：impact of different total doses and schedules of prophylactic cranial irradiation on chronic neurotoxicity and quality of life for patients with limited-disease small-cell lung cancer[J]. Int J Radiat Oncol Biol Phys，2011，81(1)：77-84.

[20]　Brown PD，Pugh S，Laack NN，et al. Memantine for the prevention of cognitive dysfunction in patients receiving whole-brain radiotherapy：a randomized，double-blind，placebo-controlled trial[J]. Neuro Oncol，2013，15(10)：1429-1437.

靶区勾画视频

扫码在线观看靶区勾画视频

（朱正飞，储黎，张晓斐，楚潇）

第七章　广泛期小细胞肺癌

一、临床资料

（一）简要病史

患者，男性，68岁，2019年2月无明显诱因出现声音嘶哑并逐步加重，无发热、咳嗽、咯血等其他不适，于外院就诊，胸部电子计算机断层扫描（CT）检查提示：左肺门区占位病变，伴纵隔淋巴结肿大，未予特殊治疗。2019年3月于复旦大学附属肿瘤医院就诊，支气管镜检查提示：左主支气管黏膜下肿块腔内凸出，局部黏膜粗糙，病变一直延续至左肺上下叶支气管。病理活检提示：（左主支气管）符合小细胞癌；免疫组化：Syn（＋），CD56（＋），Ki-67（＋，80%），CK7（＋），AE1/AE3（＋），CK5/6（－），LCA（－），TTF-1（＋），P40（－），CgA（＋）。胸部CT提示：左主支气管及其分支气管恶性肿瘤可能，累及食管，纵隔及左肺门多发淋巴结转移。全身正电子发射断层扫描计算机成像技术（PET-CT）检查提示：左肺中央型肿瘤，与食管分界不清，氟代脱氧葡萄糖（FDG）高代谢；左侧胸膜转移；纵隔及左侧肺门淋巴结转移。颅脑磁共振成像（MRI）提示：两侧额顶叶及侧脑室旁缺血灶可能。诊断考虑"小细胞肺癌（广泛期）"，排除化疗禁忌。于2019年3月19日和2019年4月10日行EP方案化疗2个周期，化疗后出现Ⅳ度中性粒细胞减少，无发热、咳嗽咳痰、腹痛腹泻、尿频尿痛等不适，予升白细胞治疗后缓解。2019年4月30日复查胸部CT：左主支气管及其分支气管恶性肿瘤，较前明显缩小，累及食管；纵隔及左肺门多发淋巴结转移，较前明显缩小。左上局部胸膜呈结节样增厚较前缩小。2019年5月6日和2019年5月30日行第3、4程EP

方案化疗，过程顺利。2019年6月14日复查胸部CT：左主支气管及其分支气管恶性肿瘤，较前相似，累及食管；纵隔及左肺门多发淋巴结转移，部分较前缩小；两侧胸膜增厚不明显。腹部B超：未见明显异常。现为求进一步诊治，收入我科。起病以来，患者精神、饮食、睡眠尚可，大小便正常，近3个月体重下降2 kg。

患者高血压病史5年，规律服用降压药；高脂血症5年，规律服用他汀类降脂药。否认手术、输血史。否认乙肝、结核等传染病。有磺胺类抗生素过敏史。吸烟50余年，平均1包/天；饮酒50余年，黄酒1斤/天。父亲死于食管癌，否认其他慢性病和肿瘤家族史。

（二）相关检查

体格检查：美国东部肿瘤协作组（ECOG）体力状态评分1分，语言评价量表（verbal rating scale，VRS）评分0分。神志清醒，营养良好，发育正常，自动体位，检查合作。全身浅表淋巴结未扪及肿大。胸廓对称，呼吸均匀、清晰。心律齐，未闻及病理杂音。腹平软，无压痛及反跳痛。肝肋下未及、剑突下未及，脾肋下未及。腹部未扪及明显肿块。生理反射存在，病理反射未引出，脑膜刺激征阴性。

就诊本院后胸部CT及全身PET-CT检查见图7-1和图7-2。

（三）诊断

以美国退伍军人医院和国际肺癌研究会制定的VA分期：左肺小细胞癌（广泛期）。

美国癌症联合会（AJCC）／国际抗癌联盟（UICC）肺癌TNM分期第8版：左肺小细胞癌（cT4N2M1a，ⅣA期）。

二、体位和固定方式

患者取仰卧位，双手上举，多功能托架真空垫及体罩固定。扫描范围：上界为环状软骨，下界为肺下缘下2 cm，层厚3~5 mm（如需照射锁骨上区的患者，可双手置于体侧，头颈肩面罩固定；扫描范围上界根据锁骨上肿大淋巴结的上界水平进行调节，下界不变）。

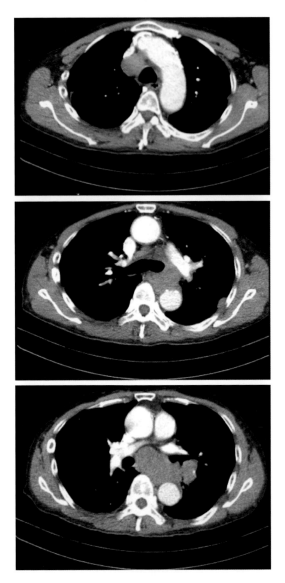

图7-1 胸部CT检查

累及食管，纵隔及左肺门多发淋巴结转移。

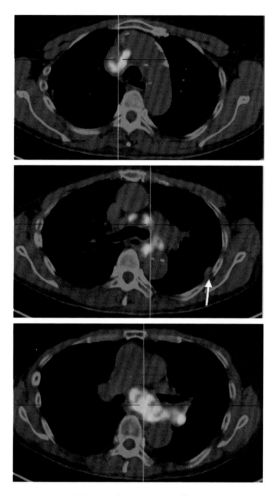

图7-2　全身PET-CT检查

左肺中央型肿瘤，与食管分界不清。

三、靶区勾画和剂量

（一）靶区勾画原则

GTV及PTV勾画示意图见图7-3~图7-8，左图为化疗前胸部CT，右图为化疗后定位CT。

GTV的勾画：根据CT或PET-CT上可见肿瘤勾画。原发灶按照化疗后范围勾画，淋巴结参照化疗前的可见病灶勾画（无论是否在化疗后完全退缩）。肺内肿瘤及纵隔淋巴结需要同时结合肺窗及纵隔窗来进行勾画。

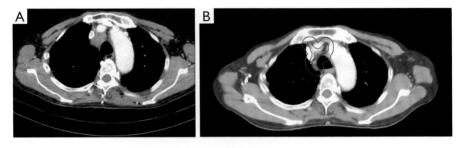

图7-3　主动脉弓上缘

（A）4R及3A区阳性淋巴结。（B）GTV包括化疗前累的4R及3A区（红色：GTV；蓝色：PTV）。

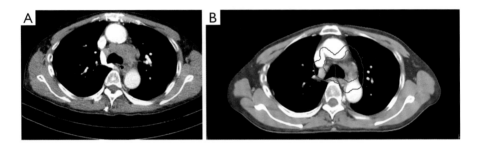

图7-4　主肺动脉窗

（A）4R、4L、5组阳性淋巴结。（B）GTV包括化疗前受累淋巴结区域及左主支气管（红色：GTV；蓝色：PTV）。

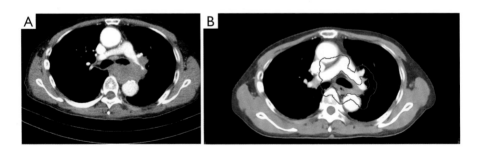

图7-5　隆突水平

（A）7组及10L组淋巴结，左主支气管，食管受累。（B）GTV包括化疗前受累区域（红色：GTV；蓝色：PTV）。

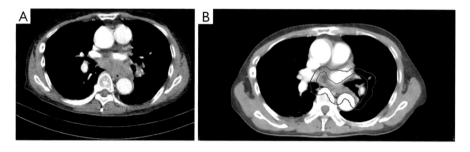

图7-6　隆突下2 cm

（A）7组、8组及10L组淋巴结，左主支气管，食管受累。（B）GTV包括化疗前受累区域（红色：GTV；蓝色：PTV）。

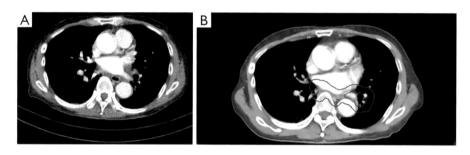

图7-7　左下肺静脉

（A）左肺门淋巴结。（B）GTV包括化疗前受累区域（红色：GTV；蓝色：PTV）。

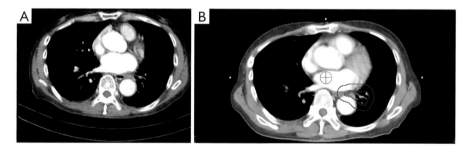

图7-8　右下肺静脉

（A）左肺门淋巴结。（B）GTV包括化疗前受累区域（红色：GTV；蓝色：PTV）。

PTV的勾画：由GTV外放而来，外放的范围包括前后及左右方向0.8 cm，头脚方向为1.2 cm（PTV的外放边界需要考虑到呼吸运动和本单位的摆位误差情况。呼吸运动边界可采用4DCRT技术扫描，也可以参照常规模拟机下所见病灶的呼吸运动幅度而定）。

（二）放疗技术与剂量

放疗技术为调强放疗。靶区剂量为95%PTV给予30 Gy/15 Fx。

（三）正常组织限量

一般需满足：

脊髓：最大剂量≤45 Gy（常规分割）或≤41 Gy（加速分割）。

心脏：达到处方剂量的心脏体积应<30%，且50%以上体积的心脏受量应小于处方剂量的一半。

肺（不包含PTV）：平均剂量≤20 Gy，双肺V20≤35%。

食管：平均剂量≤34 Gy，最大剂量≤105%的处方剂量，V60≤17%。尽量不将同层面食管整个包入治疗处方剂量区。

对于此病例的剂量限制：

脊髓：最大剂量≤41 Gy。

心脏：V45≤30%，V22.5<50%。

肺（不包括PTV）：平均剂量≤15 Gy，双肺V20≤30%。

食管：平均剂量≤34 Gy，最大剂量≤47.25 Gy，V45≤40%，尽量不将同层面食管整个包入治疗处方剂量区。

四、讨论

铂类联合依托泊苷以及铂类联合伊立替康是广泛期小细胞肺癌的一线治疗策略。对于有脑转移或有症状的局部病变，如脊髓压迫、阻塞性肺不张的患者，可以通过全脑放疗或局部放疗缓解症状。近年来多项临床研究表明，胸部放疗对于广泛期小细胞肺癌患者有益。1999年，Jeremic等报道的前瞻性随机对照试验结果显示：经过3个周期EP方案化疗后，远处转移灶完全缓解的小细胞肺癌广泛期患者加用胸部放疗可明显延长患者的中位总生存时间（17个月 vs 11个月）和5年生存率（9.1% vs 3.7%）。CREST研究发现：对于化疗后缓解[完全缓解（complete response，CR）和部分缓解（partial response，PR）]的广泛期小细胞肺癌，胸部巩固放疗（30 Gy/10 Fx）联合预防性脑照射，能显著提高2年生存率（13% vs 3%，P=0.004）和6个月无疾病进展生存率（24% vs 7%，P=0.001），并降低胸部复发风险。RTOG 0937临床试验进一步证实了胸部放疗在广泛期小细胞肺癌中的价值：对于化疗有效的广泛期小细胞肺癌，胸部放疗（45 Gy/15 Fx）联合预防性脑照射，较单纯的预防性脑照射明显延长疾病进展时间（HR=0.53，95%CI：0.32~0.87，P=0.01）。虽然两组1年生存率没有统计学差异，但联合胸部放疗组为60.1%，高于单纯预防性脑照射组（50.8%）。因此，广泛期小细胞肺癌的治疗以化疗为基本策略。对于机体功能状态（performance status，PS）评分为0~2分或3~4分经过化疗和对症支持治疗后PS评分达到0~2分，且一线化疗后有效（CR或PR）的患者可进行胸部放疗。

广泛期小细胞肺癌患者是否需要接受预防性脑照射，目前依然存在争议。EORTC研究显示：化疗有效的小细胞肺癌患者，接受预防性脑照射，1年累积脑转移发生率明显降低（14.6% vs 40.4%），1年的总生存率明显提高（27.1% vs 13.3%）。然而，日本学者开展的一项Ⅲ期随机对照试验发现：化疗有效且预防性脑照射前经脑部MRI确认无脑转移的患者，接受预防性脑照射能降低脑转移的发生率（48% vs 69%，P<0.001），但不能延长患者的中位总生存时间（11.6个月 vs 13.7个月，P=0.094）。基于上述研究结果，广泛期小细胞肺癌接受预防性脑照射，需格外谨慎。

除胸部放疗、预防性脑照射等局部治疗，在广泛期小细胞肺癌治疗领域的进展外，免疫治疗联合化疗用于晚期小细胞肺癌，近年来也取得了重大突破。IMpower133研究提示：PD-L1抗体阿特珠单抗联合EP方案化疗，用于晚期小细胞肺癌的一线治疗，较单纯的EP方案化疗明显延长患者的中位总生存时间（12.3个月 vs 10.3个月，HR=0.70，95%CI：0.54~0.91，P=0.007）和中位无疾病进展生存时间（5.2个月 vs 4.3个月，HR=0.77，95%CI：0.62~0.96，P=0.017）。因此，在2019年的美国国家综合癌症网络指南中，已经将阿特珠单抗联合化疗作为晚期小细胞肺癌一线治疗，并作为优先推荐。

本例患者经4个疗程的EP方案化疗后，原发灶及纵隔淋巴结转移灶均明显缩小，胸膜转移灶绝大部分消退，疗效评价达到PR，考虑加上胸部姑息性放疗，有助于进一步延长患者的生存期，改善生活质量。

参考文献

[1] Jeremic B，Shibamoto Y，Nikolic N，et al. Role of radiation therapy in the combined-modality treatment of patients with extensive disease small-cell lung cancer：A randomized study[J]. J Clin Oncol，1999，17(7)：2092-2099.

[2] Slotman BJ，van Tinteren H，Praag JO，et al. Use of thoracic radiotherapy for extensive stage small-cell lung cancer: a phase 3 randomised controlled trial[J]. Lancet，2015，385(9962)：36-42.

[3] Gore EM，Hu C，Sun AY，et al. Randomized Phase II Study Comparing Prophylactic Cranial Irradiation Alone to Prophylactic Cranial Irradiation and Consolidative Extracranial Irradiation for Extensive-Disease Small Cell Lung Cancer (ED SCLC)：NRG Oncology RTOG 0937[J]. J

Thorac Oncol, 2017, 12(10): 1561-1570.

[4] Slotman B, Faivre-Finn C, Kramer G, et al. Prophylactic cranial irradiation in extensive small-cell lung cancer[J]. N Engl J Med, 2007, 357(7): 664-672.

[5] Takahashi T, Yamanaka T, Seto T, et al. Prophylactic cranial irradiation versus observation in patients with extensive-disease small-cell lung cancer: a multicentre, randomised, open-label, phase 3 trial[J]. Lancet Oncol, 2017, 18(5): 663-671.

[6] Horn L, Mansfield AS, Szczęsna A, et al. First-Line Atezolizumab plus Chemotherapy in Extensive-Stage Small-Cell Lung Cancer[J]. N Engl J Med, 2018, 379(23): 2220-2229.

靶区勾画视频

扫码在线观看靶区勾画视频

（朱正飞，储黎，张晓斐，倪建佼）

第四篇

非小细胞肺癌

第八章　非小细胞肺癌立体定向体部放疗

一、临床资料

（一）简要病史

患者，男性，66岁，外院胸部电子计算机断层扫描（CT）发现右上肺结节，因肺功能差，无法接受根治性手术切除。

个人史：生于原籍，久居当地。否认嗜酒史，有吸烟史，40支/天，50年。

既往史：既往体健，否认高血压、冠心病、糖尿病史，否认药物及食物过敏史，否认传染病史。

家族史：否认其他肿瘤家族史。

（二）相关检查

体格检查：体温37.2 ℃，脉搏72次/分，呼吸20次/分，血压135/72 mmHg，身高170 cm，体重63 kg。

一般情况描述：美国东部肿瘤协作组（ECOG）体力状态评分1分，浅表区域淋巴结未触及。

专科检查：胸廓对称，呼吸均匀，呼吸音清，未闻及干湿啰音，心律齐，心率72次/分，未闻及病理性杂音。

正电子发射断层扫描计算机成像技术（PET-CT）检查提示：右肺上叶实性结节影，约1.6 cm×1.5 cm，边缘短毛刺，放射性摄取异常增高（图8-1）。PET/CT诊断：①右肺上叶恶性肿瘤，氟代脱氧葡萄糖（FDG）高代谢。②左侧基底节区陈旧性脑梗可能；纵隔、两侧肺门淋巴结炎性增生；胰腺多发钙化

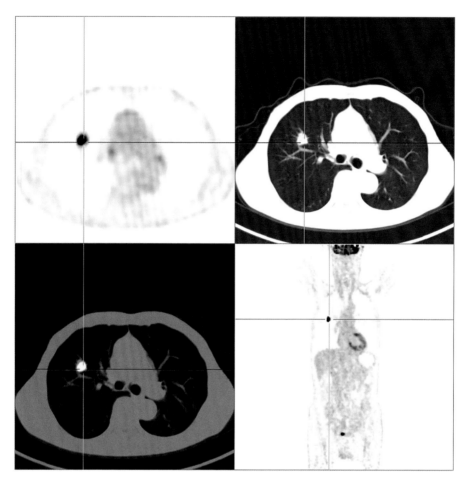

图8-1　PET-CT图像

右肺上叶实性结节影，约1.6 cm×1.5 cm，边缘短毛刺，放射性摄取异常增高。

灶伴胰管扩张，慢性胰腺炎可能；随访，左肾囊肿。

（三）病理诊断

外院右上肺结节穿刺组织病理检查，切片邀复旦大学附属肿瘤医院病理会诊：（右肺上叶肿瘤，活检）结合原单位免疫标记，符合鳞状细胞肺癌（图8-2）。

诊断：右肺上叶鳞状细胞癌[T1bN0M0，ⅠA2期，美国癌症联合会（AJCC）/国际抗癌联盟（UICC）TNM分期第8版]。

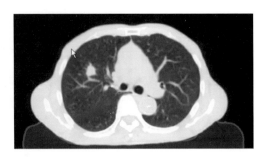

图8-2 右上肺结节CT影像

将右肺上叶结节活检，符合鳞状细胞癌。

二、治疗前准备

（一）体位与固定

患者仰卧位，双手上举，多功能板+真空垫固定。固定时尽量让患者保持舒适，以保证每次治疗有较好的重复性。

（二）CT模拟定位

（1）有条件的医院建议统一进行4D-CT定位扫描，无条件的医院用慢速CT替代。

（2）层厚≤3 mm。

（3）扫描范围至少应完整包括全肺而非仅仅肿瘤部位。

（4）可以根据肿瘤具体部位进一步上、下适当延伸（例如需要完整勾画臂丛神经）。

（三）参与定位人员

（1）定位CT室技术人员。

（2）参与靶区勾画和治疗实施的医生或至少是同一治疗组内具备立体定向体部放疗（SBRT）相关技术知识或有相关资质的医生。

（3）物理师提供技术咨询。

（四）呼吸运动评估

X线透视或4D-CT下评估该患者肿瘤随呼吸的运动在任意方向上的幅度均不超过5 mm，无须进行呼吸管理。幅度超过5 mm可使用内靶区勾画（internal target volume，ITV）的方法处理。幅度>1.5 cm可以考虑根据各放疗中心条件采取腹部压迫、呼吸门控技术、屏气技术、目标追踪技术等。

三、靶区勾画及剂量

（一）靶区勾画原则

大体肿瘤体积（GTV）根据胸部CT的肺窗进行勾画，软组织窗可用于区分邻近血管或胸壁结构。GTV勾画的准确性应从矢状位、横断位、冠状位分别判断。临床靶体积（CTV）=GTV。

建议窗宽与窗位：W=1 600和L=−600。

可参考增强CT进一步区分肿块与血管以达到肿瘤的进一步精确勾画，但不建议增强CT上直接进行剂量计算。

可以参考PET-CT，但不建议直接使用氟脱氧葡萄糖-正电子发射断层成像（FDG-PET）图像界定大体肿瘤体积（IGTV）的边界。

IGTV：

①4D-CT重建MIP勾画IGTV。

②当患者呼吸明显不规律或是肿瘤靠近软组织（如横膈），MIP重建可能不能准确反映IGTV，需要通过其他时相的CT修改。

PTV：IGTV各个方向上均匀外扩5 mm。

IGTV、PTV、部分危及器官（OAR）勾画如图8−3所示。

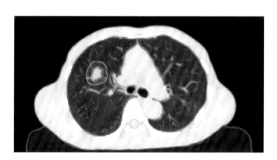

图8−3　IGTV、PTV、部分OAR勾画示意图

红色，IGTV；绿色，PTV；紫红色，右肺；橘红色，左肺；墨绿色，右侧支气管树；黄色，食管（纵隔窗下勾勒）；蓝色，脊髓。

（二）放疗技术及剂量

采用SBRT技术，剂量及分割：Rx 12.5 Gy×4 Fx，TD 50 Gy，BED_{10}=112.5 Gy。

（三）正常组织限量

正常组织限量见表8-1。该患者正常组织限量参考RTOG 0915。其他分割剂量方案对应的正常组织限量可参考NCCN指南、SBRT正常组织限量英国共识和AAPM TG101号报告等。

表8-1 正常组织限量

正常组织	4次	
	体积（mL）	体积对应限制剂量（Gy）
双侧肺	<10%双侧肺体积	20
食管	<5	18.8
	<0.03	30
心脏/心包	<0.03	34
	<15	28
大血管	<10	43
	<0.03	49
脊髓	<0.03	25
近端支气管树	<4	15.6
	<0.03	34.8
臂丛	<0.03	27.2
胸壁	<2	43
肋骨	<1	32
皮肤	<10	33.2
	<0.5	36

四、讨论

对于一般的Ⅰ期非小细胞肺癌患者而言，除临床试验以外，目前的标准治疗仍然是根治性手术切除。对于手术风险较高的患者，SBRT可作为根治性切除的替代疗法，但对这样的病例仍然建议经包括外科医生在内的多学科医疗团队的讨论，并由主管医生与患者沟通，在患者充分了解利弊的情况下选择治疗方案，并签署知情同意书。对拟进行SBRT治疗的肺内病灶进行活检以获取病理学证据是非常重要的，尤其对于肺内存在多发病灶的情况，仅仅依靠影像学表现往往难以明确诊断和分期。对于无法获得病理证据的病例，需要进行多学科讨论，并结合病灶的大小、位置、肿瘤生长速度、影像学特点、患者吸烟史、既往是否有肺部恶性肿瘤病史等情况进行综合判断。治疗前结合包括PET-CT、脑部MRI、支气管内活检在内的基线评估非常重要，直接决定了分期的准确性。对于剂量分割的选择，需要根据病灶的位置和大小具体判断。因病灶可能毗邻的危及器官不同，因此，对于外周型病灶和中央型病灶需要考虑给予不同的剂量分割模式以期达到毒性和疗效的最佳平衡。

对于中央型早期非小细胞肺癌，增加分割次数有可能降低致命的毒性作用和不良反应。确定剂量时可考虑利用线性二次（linear quadratic，LQ）模型将物理剂量转换为2 Gy等效剂量或生物有效剂量（biological effective dose，BED）。虽然关于LQ模型是否适合大剂量照射存在一定争议，但临床数据显示经典的LQ模型依然可以参考。因此，目前经典模型计算的BED剂量仍在广泛临床应用。足够的BED是达到最佳肿瘤控制的基础，既往研究表明BED≥100 Gy时SBRT能达到更好的肿瘤局部控制率和长期生存率。

关于毒性的考量，目前临床实践中参考的剂量限制多数来源于毒性反应观察、理论推算以及有根据的猜测，而未经过验证。在参考表中信息时需悉知和考虑这一点。对于早期非小细胞肺癌的SBRT治疗，建议对外周型及中央型病灶的正常组织限量分开讨论，由于中央型或超中央型病灶SBRT治疗风险较高，毒性作用和不良反应数据较匮乏，业内对于这类病灶的处方方案及正常组织剂量限制尚未形成共识。针对中央型病灶设计的临床试验RTOG 0813公布了毒性分析结果，发现10 Gy×5次的剂量分割方案较为安全，同时发现基于该方案，近端支气管树（PBT）D0.05 mL<49.5 Gy和D0.33 mL<46.5 Gy分别是避免2级以上肺毒性和避免3~5级非急性肺毒性的最佳点剂量限制。目前对于肿瘤毗邻或侵犯PBT的超中央型病灶，文献结论一致性差，其治疗安全性仍有待如SUNSET等临床试验的证实。因此，治疗超中央型病灶时医生需要格外慎重。若肿瘤已侵犯肺门、大血管或任何纵隔关键器官，均不适合进行SBRT，须改行其他方式的放疗。

总而言之，SBRT治疗需要由有资质和经验的放疗科医生、物理师、技师合作完成，并需要遵循一定的操作规范和流程，其精准性体现在患者的选择、模型选择、定位、复位、摆位、影像引导下的治疗实施、后续随访的各个环节。

参考文献

[1] Mayo CS，Moran JM，Bosch W，et al. American Association of Physicists in Medicine Task Group 263：Standardizing Nomenclatures in Radiation Oncology[J]. Int J Radiat Oncol Biol Phys，2018，100(4)：1057-1066.

[2] Kong FM，Ritter T，Quint DJ，et al. Consideration of dose limits for organs at risk of thoracic radiotherapy：atlas for lung，proximal bronchial tree，esophagus，spinal cord，ribs，and brachial plexus[J]. Int J Radiat Oncol Biol Phys，2011，81(5)：1442-1457.

[3] Feng M，Moran JM，Koelling T，et al. Development and validation of a heart atlas to study cardiac exposure to radiation following treatment for breast cancer[J]. Int J Radiat Oncol Biol Phys，2011，79(1)：10-18.

[4] Hall WH，Guiou M，Lee NY，et al. Development and validation of a standardized method for contouring the brachial plexus：preliminary dosimetric analysis among patients treated with IMRT for head-and-neck cancer[J]. Int J Radiat Oncol Biol Phys，2008，72(5)：1362-1367.

[5] Jabbour SK，Hashem SA，Bosch W，et al. Upper abdominal normal organ contouring guidelines and atlas：a Radiation Therapy Oncology Group consensus[J]. Pract Radiat Oncol，2014，4(2)：82-89.

[6] Benedict SH，Yenice KM，Followill D，et al. Stereotactic body radiation therapy：the report of AAPM Task Group 101[J]. Med Phys，2010，37(8)：4078-4101.

[7] Timmerman RD. An overview of hypofractionation and introduction to this issue of seminars in radiation oncology[J]. Semin Radiat Oncol，2008，18(4)：215-222.

[8] Hanna GG，Murray L，Patel R，et al. UK Consensus on Normal Tissue Dose Constraints for Stereotactic Radiotherapy[J]. Clin Oncol (R Coll Radiol)，2018，30(1)：5-14.

[9] Gregory M. Videtic.RTOG-0915 protocol:A Randomized Phase II Study Comparing 2 Stereotactic Body Radiation Therapy (SBRT) Schedules for Medically Inoperable Patients with Stage I Peripheral Non-Small Cell Lung Cancer[Z/OL].NRG Oncology,(2014-03-06)[2020-07-27].https://www.nrgoncology.org/Clinical-Trials/Protocol/rtog-0915?filter=rtog-0915.

[10] Andrea Bezjak.RTOG-0813 protocol:Seamless Phase I/II Study of Stereotactic Lung Radiotherapy (SBRT) for Early Stage, Centrally Located, Non-Small Cell Lung Cancer (NSCLC) in Medically Inoperable Patients[Z/OL].NRG Oncology,（2015-06-08）[2020-07-27].https://www.nrgoncology.org/Clinical-Trials/Protocol/rtog-0813.

[11] Steven Chmura.NRG-BR001 protocol:A Phase 1 Study of Stereotactic Body Radiotherapy (SBRT) for the Treatment of Multiple Metastases[Z/OL]. NRG Oncology,(2018-03-20) [2020-07-27].https://www.nrgoncology.org/Clinical-Trials/Protocol/nrg-br001.

[12] Kong FS，Moiseenko V，Zhao J，et al. Organs at Risk Considerations for Thoracic Stereotactic Body Radiation Therapy：What Is Safe for Lung Parenchyma?[J]. Int J Radiat Oncol Biol Phys，2018，S0360-3016(18)34014-8.

靶区勾画视频

扫码在线观看靶区勾画视频

（樊旼，陈佳艳，刘笛，文钧淼，王博妍）

第九章　非小细胞肺癌根治性放疗

一、病例一：局部晚期左肺癌病例分析

（一）临床资料

1. 简要病史

患者，女性，54岁，3个月前无意中扪及左侧锁骨上无痛性包块，质韧活动尚可，伴偶尔轻微胸闷、干咳，无乏力、亢奋、低热盗汗、黄痰、胸痛、痰中带血等其他不适。当地医院行左侧锁骨上肿块穿刺，取肿块组织病理切片，病理结果提示恶性肿瘤细胞。遂行正电子发射断层扫描计算机成像技术（PET-CT），结果提示左肺上叶结节，氟代脱氧葡萄糖（FDG）代谢异常增高，属恶性可能性大；左侧锁骨上、纵隔、左肺门淋巴结有转移可能性。左锁骨上淋巴结穿刺组织再送免疫组化及分子检测考虑为肺腺癌。基因检测EGFR（−），ALK（−），ROS1（−）。初步考虑左肺中央型腺癌伴左锁骨上、纵隔、左肺门淋巴结转移，为进一步治疗入住复旦大学附属肿瘤医院，自发病以来神清，精神可，生命体征平稳，大小便正常，体重无明显变化。

2. 相关检查

（1）体格检查：一般情况尚好，美国东部肿瘤协作组（ECOG）体力状态评分1分，左侧锁骨上可扪及一肿块，约3 cm大小，质韧，边界清，活动尚可。全身未扪及其他肿大淋巴结。两肺呼吸音清，未闻及明显干湿啰音。

（2）辅助检查：

左锁骨上肿块穿刺做病理切片检查，在细胞块中见瘤细胞。AE1/AE3（+），CAM5.2（+），CK7（+），CK20（−），NapsinA（+），TTF-1（+），CK5/6（少数弱+），P63（部分弱+），P40（−），Vimentin（部分

+）。结合穿刺涂片及免疫酶标结果诊断为癌，考虑为肺腺癌。基因检测EGFR（－），ALK（－），ROS1（－）。

PET-CT：左肺上叶结节，FDG代谢异常增高，恶性可能；左侧锁骨上、纵隔、左肺门淋巴结转移可能。

胸部CT：纵隔及左锁骨上、左肺门多个淋巴结肿大，倾向于转移病变（图9-1、图9-2）。

头部MRI：双侧脑室体旁多发缺血腔梗灶。

B超：左侧锁骨上实质结节（淋巴结可能，请结合临床）。两侧颈部、右侧锁骨上、肝脏、腹腔、腹膜后、两侧肾脏、两侧肾上腺未见明显占位病变。

心脏超声心动图：测量值在正常范围内。

肺功能：通气功能正常，弥散功能正常。

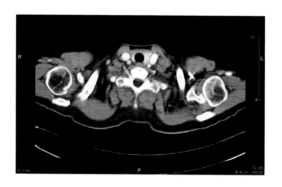

图9-1　左锁骨上淋巴结肿大

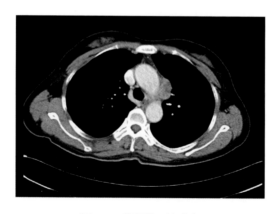

图9-2　纵隔淋巴结肿大

3. 诊断

左肺中央型腺癌伴左锁骨上、纵隔、左肺门淋巴结转移[cT2aN3M0ⅢB期，美国癌症联合会（AJCC）/国际抗癌联盟（UICC）TNM分期第8版]。

（二）体位及固定方式

患者采取仰卧位，大面罩+真空垫体膜固定，激光灯摆位，采用5 mm螺旋CT扫描，扫描范围从上颌骨下缘上3 cm至肺底。有条件建议行4D-CT扫描（采用多功能板+体膜固定方式）。

（三）靶区勾画及剂量

1. 靶区勾画原则

在CT图像上进行勾画，肺窗的窗宽、窗位：1 600/−600 Hu；纵隔窗的窗宽、窗位：400/20 Hu。

采用累及野放疗。勾画示意图见图9-3~图9-5。红色划线区域为GTV，绿色划线区域为CTV，粉色划线区域为GTV-LN，蓝色划线区域为PTV。

GTV=可见肿瘤（包括病变短毛刺）。

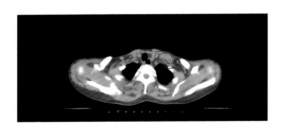

图9-3　左侧锁骨上淋巴结

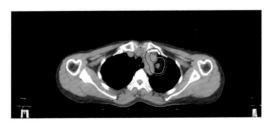

图9-4　左侧肺部肿块及左侧纵隔淋巴结

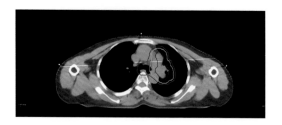

图9-5　左侧肺门及纵隔淋巴结

CTV=GTV+8 mm（鳞癌外扩6 mm，腺癌外扩8 mm）。

ITV=CTV+呼吸运动（根据4DCT确定靶区运动情况）。

PTV-G=ITV+3mm（摆位和机械误差通常为3~5 mm）。

GTV-LN=阳性淋巴结。

PTV-LN=GTV-LN外扩5~10 mm（包括淋巴引流区）。

PTV=PTV-G+PTV-LN。

正常组织包括正常肺，心脏，脊髓。

*伴肺不张患者可每周进行锥形束CT，及时修改放疗方案，根据周围组织情况适当修改靶区。

2. 放疗技术及剂量

采用三维适形或调强放疗技术。根据目前证据，患者的原发灶及阳性淋巴结处方剂量（PTV）为60 Gy/30 Fx/6周。

3. 正常组织限量

危及器官靶区勾画参考美国肿瘤放射治疗协会标准，常用剂量限定如下。正常肺（双肺-PTV）：平均剂量<14.5~15 Gy，V20<28%；心脏：平均剂量<25 Gy（研究显示，心脏剂量是局部晚期非小细胞肺癌总生存期的独立剂量预测因素，因此，近期NCCN指南建议进一步下调心脏平均剂量）；脊髓：最大剂量<45 Gy。

二、病例二：局部晚期右肺癌病例分析

（一）临床资料

1. 简要病史

患者，男，67岁，因"咳嗽咳痰3个月余"就诊，患者3个月余前无明显

诱因出现咳嗽、咳痰，间断性痰中带血丝，活动后稍有胸闷，无头晕、头痛，无胸痛，肢体疼痛，无发热、乏力。当地医院行胸部电子计算机断层扫描（CT）检查提示：右上肺叶占位，支气管镜提示右肺上叶口见息肉样新生物阻塞管腔，活检病理示鳞状细胞癌。患者来复旦大学附属肿瘤医院就诊，胸部CT示：右上肺门旁见不规则肿块影，边界不清，增强后可见强化，所见各支气管腔通畅，增强后纵隔见稍大淋巴结，胸腔内无积液。颈部淋巴结彩超示右侧锁骨上淋巴结（远处转移不除外，请结合临床）。完善腹部超声、颅脑磁共振成像（MRI）及正电子发射型计算机断层显像（PET-CT）检查均未见明显占位病变。病理会诊：（右肺上叶口支气管黏膜）鳞状细胞癌。免疫组化：AE1/AE3（＋），CK7（部分＋），CK20（－），NapsinA（－），TTF-1（－），CK5/6（＋），P63（＋），P40（＋），Syn（－），CD56（少数＋），CgA（－），PD-L1 22C3 TPS约1%。初步考虑右肺中央型鳞状细胞癌伴右锁骨上、纵隔、右肺门淋巴结转移，放疗中心拟行同步放化疗。自发病以来患者神清，精神可，生命体征平稳，大小便正常，体重无明显变化。

2. 相关检查

（1）体格检查：患者一般状况可，美国东部肿瘤协作组（ECOG）体力状态评分1分，咳嗽、咳痰，痰中少量带血，双侧锁骨上未扪及肿大淋巴结。既往有吸烟史，300支/年。皮肤黏膜无黄染，双肺呼吸音清，未闻及干湿啰音。心律齐，无杂音，腹平软，无压痛及反跳痛，肝脾肋下未扪及，移动性浊音（－），双下肢无水肿，神经系统检查（－）。

（2）辅助检查：

气管镜：右肺上叶口见息肉样新生物阻塞管腔，触之易出血。

骨扫描：颈椎上段局部放射性摄取增高，退变可能；胸腰椎多个椎体放射性分布不均匀，请随访。

颅脑MRI扫描未见明显占位征象。

颈部及腹部超声检查：右侧锁骨上淋巴结（远处转移不除外，请结合临床），肝右叶实性结节（血管瘤可能），两侧颈部、左侧锁骨上、脾脏、胆囊、胰腺、腹腔、腹膜后、两侧肾脏、两侧肾上腺未见明显占位病变。

心脏超声心动图：测量值在正常范围内。

肺功能：通气功能中度障碍（MV偏低），肺弥散功能正常。

胸部CT增强：右上肺门旁占位，MT可能，伴纵隔淋巴结稍大，请结合临床（图9-6~图9-11）。

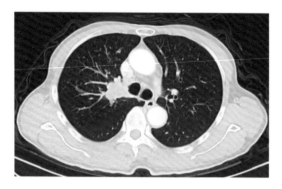

图9-6　右肺肿块

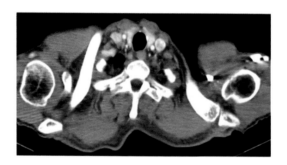

图9-7　右侧锁骨上淋巴结

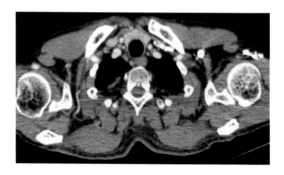

图9-8　右侧上气管旁淋巴结

3. 诊断及分期

右肺鳞状细胞癌伴同侧肺门、纵隔、锁骨上淋巴结转移[cT2N3M0，ⅢB期，美国癌症联合会（AJCC）／国际抗癌联盟（UICC）TNM分期第8版]。

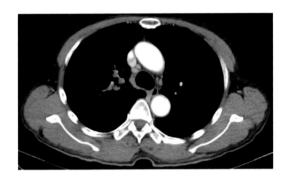

图9-9　右侧下气管旁淋巴结

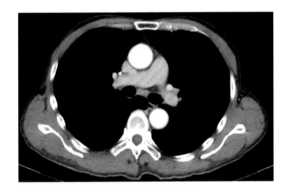

图9-10　隆突下淋巴结

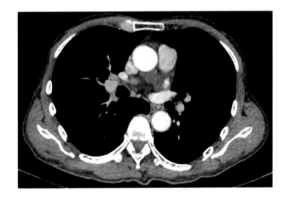

图9-11　右侧肺门淋巴结

（二）体位及固定方式

患者采取仰卧位，多功能板+体膜固定，激光灯摆位，采用5 mm螺旋CT扫描，扫描范围从上颌骨下缘上3 cm至肺底。有条件建议行4D-CT扫描。

（三）靶区勾画原则（同病例一）

放疗靶区勾画示意图见图9-12~图9-14（红色划线区域为GTV，绿色划线区域为CTV，粉色划线区域为GTV-LN，蓝色划线区域为PTV）。

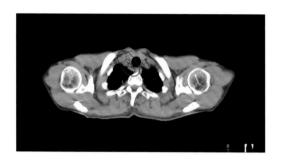

图9-12　右侧纵隔第2组淋巴结

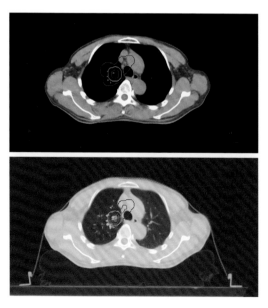

图9-13　右肺肿块及右侧纵隔第4组淋巴结

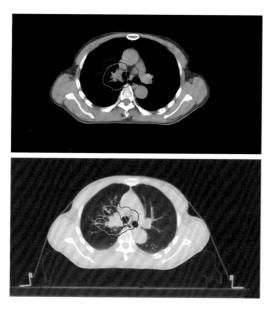

图9-14　右肺肿块及右侧纵隔第7组淋巴结

三、同步化疗方案

根据NCCN指南建议，局部晚期非小细胞肺癌放射治疗时同步化疗方案选择以铂类为主的双药联合治疗。非鳞状细胞癌通常选择培美曲塞/紫杉醇/依托泊苷联合顺铂或卡铂；鳞状细胞癌通常选择紫杉醇/依托泊苷联合卡铂或顺铂。

四、放疗期间注意事项及随访

（一）不良反应处理及注意事项

（1）血液系统：骨髓抑制在同步放化疗的患者中出现概率更高。

（2）治疗期间出现的各种急性损伤，包括但不限于放射性皮肤损伤、放射性食管炎、放射性肺炎等。

（3）肺癌治疗期间可能出现的与本身疾病相关的症状与体征，如阻塞性肺炎、咯血、肺功能障碍等。

（二）疗效评价及随访

随访间隔：治疗结束后4周进行首次随访，2年内每3个月1次，2~5年每6个月1次，5年后每年1次。采用RECIST评价标准评估疗效。

随访内容：一般情况、治疗相关不良反应情况、血液指标（包括肿瘤标志物）、胸部CT、颈腹部B超等；颅脑MRI及骨扫描可每年1次，也可选择完善PET-CT评估肿瘤复发及转移情况。

五、讨论

局部晚期非小细胞肺癌是指侵犯纵隔重要结构如心包、心脏、大血管、食管和隆突（T4），和（或）伴有同侧纵隔淋巴结（N2）和（或）对侧纵隔淋巴结（N3）和（或）锁骨上淋巴结（N3）转移，利用现有的检查方法未发现有远处转移的非小细胞肺癌。对于这些无法手术的局部晚期非小细胞肺癌患者，治疗手段首选同步放化疗，不能耐受者可考虑序贯放化疗或单纯放疗。针对局部晚期非小细胞肺癌的放疗范围，复旦大学附属肿瘤医院标准是参照累及野进行照射，而且随机对照临床研究也表明累及野照射与选择性淋巴结照射相比，能改善生存。累及野的照射可以在优化肿瘤组织剂量的同时减轻正常组织的受照剂量。局部晚期非小细胞肺癌根治放疗的剂量推荐为60~70 Gy，2 Gy/Fx，6~7周。高剂量放疗同步化疗并不能改善生存，甚至可能有害。Pacific研究显示，同步放化疗后加用免疫维持治疗可为患者带来生存获益，因此，目前对于局部晚期非小细胞肺癌，我们采用放疗联合同期化疗2~4个周期后免疫维持治疗的方案。

参考文献

[1] Bradley JD，Paulus R，Komaki R，et al. Standard-dose versus high-dose conformal radiotherapy with concurrent and consolidation carboplatin plus paclitaxel with or without cetuximab for patients with stage IIIA or IIIB non-small-cell lung cancer (RTOG 0617)：a randomised，two-by-two factorial phase 3 study[J]. Lancet Oncol，2015，16(2)：187-199.

[2] Gewanter RM，Rosenzweig KE，Chang JY，et al. ACR Appropriateness Criteria：nonsurgical treatment for non-small-cell lung cancer：good performance status/definitive intent[J]. Curr Probl Cancer，2010，34(3)：228-249.

[3] Curran WJ Jr，Paulus R，Langer CJ，et al. Sequential vs. concurrent chemoradiation for stage III non-small cell lung cancer：randomized phase III trial RTOG 9410[J]. J Natl Cancer Inst，2011，103(19)：1452-1460.

[4] Albain KS，Crowley JJ，Turrisi AT 3rd，et al. Concurrent cisplatin，etoposide，and chest radiotherapy in pathologic stage IIIB non-small-cell lung cancer：a Southwest Oncology Group phase II study，SWOG 9019[J]. J Clin Oncol，2002，20(16)：3454-3460.

[5] Rosenzweig KE，Sura S，Jackson A，et al. Involved-field radiation therapy for inoperable non small-cell lung cancer[J]. J Clin Oncol，2007，25(35)：5557-5561.

[6] Yuan S，Sun X，Li M，et al. A randomized study of involved-field irradiation versus elective nodal irradiation in combination with concurrent chemotherapy for inoperable stage III

nonsmall cell lung cancer[J]. Am J Clin Oncol, 2007, 30(3): 239-244.

[7] Chen M, Bao Y, Ma HL, et al. Involved-field radiotherapy versus elective nodal irradiation in combination with concurrent chemotherapy for locally advanced non-small cell lung cancer: a prospective randomized study[J]. Biomed Res Int, 2013, 2013: 371819.

[8] Fernandes AT, Shen J, Finlay J, et al. Elective nodal irradiation (ENI) vs. involved field radiotherapy (IFRT) for locally advanced non-small cell lung cancer (NSCLC): A comparative analysis of toxicities and clinical outcomes[J]. Radiother Oncol, 2010, 95(2): 178-184.

[9] Wang K, Eblan MJ, Deal AM, et al. Cardiac Toxicity After Radiotherapy for Stage III Non-Small-Cell Lung Cancer: Pooled Analysis of Dose-Escalation Trials Delivering 70 to 90 Gy[J]. J Clin Oncol, 2017, 35(13): 1387-1394.

[10] Antonia SJ, Villegas A, Daniel D, et al. Overall Survival with Durvalumab after Chemoradiotherapy in Stage III NSCLC[J]. N Engl J Med, 2018, 379(24): 2342-2350.

靶区勾画视频

扫码在线观看靶区勾画视频

（樊旼，张军华，谷雨，刘笛，蒋晨雪）

第十章　非小细胞肺癌术后辅助放疗

一、临床资料

（一）简要病史

患者，女性，58岁。3个月前体检发现左肺上叶肿块1周余，在外院行左肺上叶切除术+纵隔淋巴结清扫术，术后病理提示：左肺上叶尖后段浸润型腺癌，大小为1.8 cm×1.5 cm×1.2 cm，见脉管侵犯，肿瘤抵达胸膜下，未突破弹力层。弹力纤维染色（−）。术中所取淋巴结5/7组见癌转移，其中第4组（1/1）（转移数/淋巴结总数），第5组（0/1），第6组（1/1），第7组（1/2），第8组（0/1），第10组（2/4），第11组（0/2）。基因检测：ALK（−），ROS1（−），EGFR（−）。病理分期：pT1bN2M0 ⅢA期[美国癌症联合会（AJCC）/国际抗癌联盟（UICC）TNM分期第8版]。术后恢复尚好，外院行术后辅助化疗4程，具体方案为培美曲塞（500 mg/m²）+顺铂（75 mg/m²）d1，化疗过程顺利，为行术后辅助放疗收入复旦大学附属肿瘤医院。自发病以来神清，精神可，生命体征平稳，大小便正常，体重无明显变化。

（二）相关检查

（1）体格检查：一般情况尚好，美国东部肿瘤协作组（ECOG）体力状态评分0分，全身浅表未扪及明显肿大淋巴结，双侧颈部及锁骨上未扪及明显肿大淋巴结，右肺呼吸音清，左肺呼吸音偏粗，两肺均未闻及干湿啰音。左肺下界较右肺下界上移，左侧胸壁可见术后改变。心率齐，未闻及病理性杂音。腹软，移动性浊音阴性。四肢肌力正常，神经系统查体未见异常体征。

（2）辅助检查：胸部增强CT示左肺术后改变，左肺散在慢性炎症，左侧胸腔少量积液，建议随访。纵隔及颈部未见明显肿大淋巴结。

术后病理（外院提供病历资料）：左肺上叶尖后段肿块贴壁型浸润型腺癌（40%），伴腺泡型（35%），实体型（20%）及微乳头型（5%），大小为1.8 cm×1.5 cm×1.2 cm，见脉管侵犯，肿瘤抵达胸膜下，未突破弹力层。弹力纤维染色（-）。支气管切端未见癌累及。淋巴结5/7组（转移数/淋巴结总数）见癌转移，其中：第4组（1/1），第5组（0/1），第6组（1/1），第7组（1/2），第8组（0/1），第10组（2/4），第11组（0/2）。

免疫组化（外院提供病历资料）：NapsinA（+），TTF-1（+），P40（-），CK5/6（-），Villin（-），CK（+），Ki-67（15%，+），CD56（-）。

基因检测（外院提供病历资料）：ALK（-），ROS1（-），EGFR（-）。

颅脑增强磁共振成像（MRI）：头颅MRI增强未见明显异常。

全身骨显像：全身骨显像未见异常浓聚影。

颈腹超声：两侧颈部、两侧锁骨上、肝、胆、胰、脾、腹腔、腹膜后、两侧肾脏、两侧肾上腺未见明显占位。

（三）诊断

左上肺腺癌术后pT1bN2M0 ⅢA期（AJCC／UICC TNM分期第8版）。

二、体位及固定方式

仰卧位，大面罩+真空垫体膜固定，激光灯摆位，采用5 mm螺旋CT扫描，扫描范围从上颌骨下缘上3 cm至肺底。

三、靶区勾画及剂量

（一）靶区勾画原则

CTV：结合本例特点，左肺术后肺门纵隔淋巴结多发转移（第4组、第6组、第7组、第10组及第11组淋巴结），行上纵隔淋巴结引流区+患侧肺门+残端辅助放疗，具体范围为2R、2L、4R、4L、5、6、7、10L。若该患者为右上肺癌术后，本院术后辅助放疗的范围一般定为2R、4R、7、10R。

PTV：CTV外扩1 cm。

靶区勾画图（绿色为CTV，蓝色为PTV）见图10-1~图10-5。

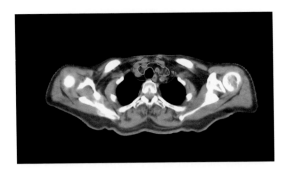

图10-1　2R、2L淋巴结引流区

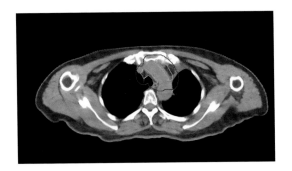

图10-2　4R、4L、6区

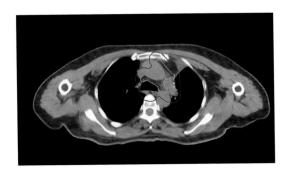

图10-3　4R、4L、5、6区

（二）放疗技术及剂量

采用三维适形或调强放疗技术，处方剂量56 Gy/28 Fx，6周。

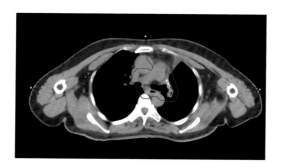

图10-4　7区、患侧肺门+残端

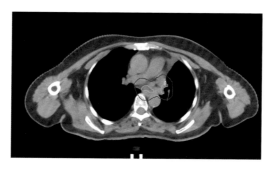

图10-5　7区、患侧肺门

（三）正常组织限量

（1）正常肺（双肺-PTV）：平均剂量<14.5~15 Gy，V20<28%。

（2）心脏：平均剂量≤25 Gy。

（3）脊髓：最大剂量<45 Gy。

四、讨论

非小细胞肺癌术后放疗一般适用于R1/R2切除和（或）N2的患者，可能带来明显的生存获益，而对于R0切除的N0或者N1患者，术后放疗存在很大争议。2008年一项Ⅲ期随机对照研究（ANITA）的亚组分析结果显示，术后辅助放疗可以明显改善pN2期患者的预后，另一项研究也显示pN2期行术后辅助放化疗的5年生存期明显高于仅接受辅助化疗的患者。因此，美国国家综合癌症网络指南推荐，术后切缘阳性（R1或R2切除）或R0切除病理N2期的非小细胞肺癌患者均需要接受术后辅助放疗。术后辅助放疗的照射靶区一般参照术后复发的模式。R0切除的ⅢA-N2期患者复发部位多见于同侧肺门（残端）、同侧

（或双侧）纵隔、隆突下淋巴结区。因此，术后照射靶区多以上纵隔、残端、隆突下淋巴结引流区域为主。术后辅助放疗的剂量推荐为50~60 Gy，以三维适形或者调强放疗技术为主，既能减少因剂量过高导致的心脏肺毒性，又能达到提高远期生存的目的。随着放射治疗技术、靶向治疗、免疫治疗等进展，术后辅助治疗仍存在很多未知的因素，需要大量的随机对照研究结合临床实际情况，对患者进行个体化治疗。

参考文献

[1] Lally BE，Zelterman D，Colasanto JM，et al. Postoperative radiotherapy for stage II or III non-small-cell lung cancer using the surveillance，epidemiology，and end results database[J]. J Clin Oncol，2006，24(19)：2998-3006.

[2] Douillard JY，Rosell R，De Lena M，et al. Impact of postoperative radiation therapy on survival in patients with complete resection and stage I，II，or IIIA non-small-cell lung cancer treated with adjuvant chemotherapy：the adjuvant Navelbine International Trialist Association (ANITA) Randomized Trial[J]. Int J Radiat Oncol Biol Phys，2008，72(3)：695-701.

[3] Robinson CG，Patel AP，Bradley JD，et al. Postoperative radiotherapy for pathologic N2 non-small-cell lung cancer treated with adjuvant chemotherapy：a review of the National Cancer Data Base[J]. J Clin Oncol，2015，33(8)：870-876.

[4] NCCN Guidelines Version 3.2019 Non-Small Cell Lung Cancer[EB/OL].(2019-01-18) [2020-07-27].www.nccn.org/guidelines.

[5] Kelsey CR，Light KL，Marks LB. Patterns of failure after resection of non-small-cell lung cancer：implications for postoperative radiation therapy volumes[J]. Int J Radiat Oncol Biol Phys，2006，65(4)：1097-1105.

[6] Corso CD，Rutter CE，Wilson LD，et al. Re-evaluation of the role of postoperative radiotherapy and the impact of radiation dose for non-small-cell lung cancer using the National Cancer Database[J]. J Thorac Oncol，2015，10(1)：148-155.

靶区勾画视频

扫码在线观看靶区勾画视频

（樊旼，张军华，谷雨，刘笛，蒋晨雪）

第五篇　食管癌

第十一章　食管癌根治性放疗

一、临床资料

（一）简要病史

患者，男性，70岁。因进食梗阻感于当地医院行胃镜检查，提示距门齿25~30 cm处不规则新生物，病理提示为鳞状细胞癌。为求进一步治疗入住复旦大学附属肿瘤医院，门诊以"食管上段鳞癌"收住院。患者精神可，半流质饮食，大小便正常，睡眠一般，体重较前减轻约5 kg。

（二）相关检查

（1）体格检查：身高175 cm，体重60 kg，美国东部肿瘤协作组（ECOG）体力状态评分1分。神志清，皮肤无黄染及出血点，无瘀斑、红肿及皮下结节。右侧锁骨上触及一枚约1.5 cm肿大淋巴结，质地硬，活动度差，其余颈部及左锁骨上淋巴结未触及。双肺呼吸音清，无干湿啰音。心率89次/分、心律齐、无杂音。腹平软，无压痛及反跳痛。肝肋下未及。神经系统（–）。

（2）病理：病理诊断提示（食管）鳞状细胞癌。

（3）食管造影：食管中上胸段见5.0 cm的不规则充盈缺损，局部管腔狭窄，黏膜结构破坏紊乱中断，钡剂通过变慢。食管其余部分管壁光滑，黏膜纹连续，未见明显异常。

（4）电子计算机断层扫描（CT）扫描：食管中上段癌管壁增厚，管腔狭窄，支气管炎性改变，左肾囊肿可能。

（5）正电子发射断层扫描计算机成像技术（PET-CT）：①食管上段癌，FDG代谢异常增高；右侧锁骨上淋巴结转移可能，纵隔、两肺门淋巴结肿大。

②左上颌窦慢性炎症；右肺尖微小结节，未见氟代脱氧葡萄糖（FDG）代谢增高，建议随访；右肺下叶慢性炎症；左肾多发囊肿。

（三）诊断

上胸段食管癌cT4N1M1a，Ⅳa期[美国癌症联合会（AJCC）TNM分期第6版指南诊断]。

二、体位及固定方式

仰卧位，头颈肩面罩+真空垫固定。

扫描范围，上界至颅底，下界至肝下缘。

三、靶区勾画及剂量

（一）靶区勾画原则（图11-1~图11-9）

GTV：包括原发肿瘤病灶+转移淋巴结。

CTV：原发灶GTV沿食管壁上下外放3 cm，四周不外放，淋巴结GTV不外放。

PTV：CTV外扩1 cm。

红色阴影：GTV；绿色线条：CTV；蓝色线条：PTV。

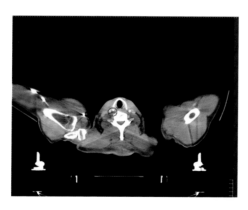

图11-1　PTV为转移淋巴结GTV外扩1 cm（PTV上界）

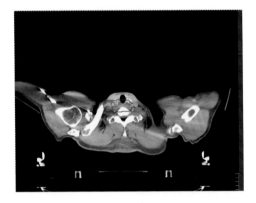

图11-2　GTV为转移的淋巴结

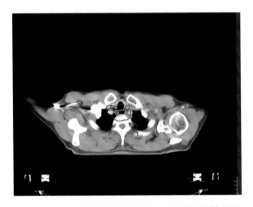

图11-3　GTV为转移的淋巴结，CTV包括转移淋巴结和食管GTV向上扩3 cm（食管CTV上界）

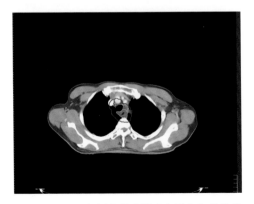

图11-4　GTV包括食管病灶（上界）和转移的淋巴结，CTV包括食管病灶和转移的淋巴结

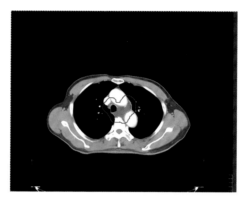

图11-5　GTV包括食管病灶和转移的淋巴结，
CTV包括食管病灶和转移的淋巴结

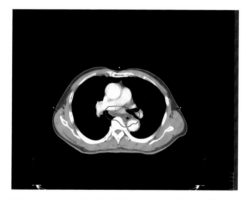

图11-6　GTV包括食管病灶（下界）和转移的
淋巴结，CTV包括食管病灶和转移的淋巴结

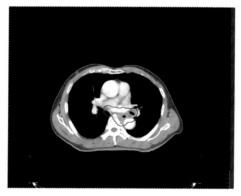

图11-7　CTV为食管病灶GTV下界向下扩3 cm
（其中的一个层面）

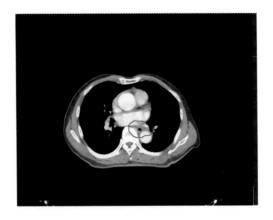

图11-8　CTV为食管病灶GTV下界向下扩3 cm
（CTV最下界层面）

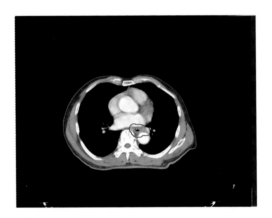

图11-9　PTV为食管病灶CTV下界外扩1 cm
（PTV下界）

（二）放疗技术及剂量

采用调强放疗技术，处方剂量61.2 Gy/34 Fx。

（三）正常组织限量

脊髓：最大剂量（Dmax）≤45 Gy。

肺：V5≤65%，V20≤30%，平均剂量（Dmean）≤16 Gy。

心脏：Dmean≤30 Gy。

四、化疗方案

放疗第1天开始化疗，TP方案（紫杉醇175 mg/m²，d1+顺铂25 mg/m²，d1~3），28天为1个疗程，4个疗程（放疗同期2个疗程，放疗结束后巩固2个疗程）。

五、讨论

（一）治疗依据

同期放化疗是局部晚期食管鳞状细胞癌标准治疗方案，根据RTOG 8501研究，同步放化疗优于单纯放疗。美国国家综合癌症网络指南、欧洲肿瘤内科学会指南、中国临床肿瘤学会食管癌诊疗指南、中国国家卫生健康委员会食管癌诊疗规范均推荐局部晚期不可手术的食管鳞状细胞癌患者行根治性同步放化疗。食管癌放疗GTV包括影像学和内镜可见的原发病灶，以及CT扫描和触诊确定的转移淋巴结，复旦大学附属肿瘤医院常规食管癌原发灶CTV在GTV上下沿食管壁外放3 cm，淋巴结GTV不外放，PTV在CTV基础上外放1 cm，关于放疗剂量，按照循证医学证据，50~50.4 Gy为标准剂量，因国内多采用60~70 Gy，所以该病例采用61.2 Gy照射剂量。

（二）照射野的大小：累及野or淋巴结预防照射?

复旦大学附属肿瘤医院首次前瞻性设计和验证了食管癌三维适形放疗的累及野照射技术，野外区域淋巴结复发率只有8%，3年生存率为41%。此后，累及野与预防照射比较的多个回顾性和前瞻性的研究显示，两者疗效相似。目前，国内外临床上累及野和预防照射均有采用。RT0G0436研究沿用了淋巴结预防照射，而RTOG0246、SCOPE1等研究则采用了累及野照射。

（三）化疗方案的选择

根据RTOG8501、RTOG9405研究，顺铂+氟尿嘧啶联合（PF）方案是对不可切除的局部晚期食管癌的标准化疗方案。然而，这一方案的治疗毒性较大，研究数据显示42%患者出现3级及以上急性毒性，25%的患者出现3级及以上远期毒性。后续一些小样本临床试验证实紫杉醇联合顺铂或5-Fu在食管癌中具有放射增敏作用，其在临床中也逐渐开始应用。RTOG0113将TF方案与RTOG9405研究中的PF方案进行对比，显示TF方案无论是疗效还是耐受性均有较好的应用前景。复旦大学附属肿瘤医院发起的ES0-Shanghai 1研究比较了436例局部晚期食管鳞状细胞癌患者根治性放化疗中TF（紫杉醇+5-Fu）和PF

（顺铂+5-Fu）的方案差异，结果显示两组总生存期无明显差异，但不良反应谱不同。近年来以紫杉醇为基础的化疗方案应用越来越多，临床实践中可根据患者的身体状况选择个体化治疗方案。

参考文献

[1] Herskovic A，Martz K，al-Sarraf M，et al. Combined chemotherapy and radiotherapy compared with radiotherapy alone in patients with cancer of the esophagus[J]. N Engl J Med，1992，326(24)：1593-1598.

[2] Minsky BD，Pajak TF，Ginsberg RJ，et al. INT 0123 (Radiation Therapy Oncology Group 94-05) phase III trial of combined-modality therapy for esophageal cancer：high-dose versus standard-dose radiation therapy[J]. J Clin Oncol，2002，20(5)：1167-1174.

[3] Cooper JS，Guo MD，Herskovic A，et al. Chemoradiotherapy of locally advanced esophageal cancer:long-term follow-up of a prospective randomized trial (RTOG 85-01). Radiation Therapy Oncology Group[J]. JAMA，1999，281(17)：1623-1627.

[4] Zhao KL，Ma JB，Liu G，et al. Three-dimensional conformal radiation therapy for esophageal squamous cell carcinoma：is elective nodal irradiation necessary?[J]. Int J Radiat Oncol Biol Phys，2010，76(2)：446-451.

[5] Chen Y，Ye J，Zhu Z，et al. Comparing Paclitaxel Plus Fluorouracil Versus Cisplatin Plus Fluorouracil in Chemoradiotherapy for Locally Advanced Esophageal Squamous Cell Cancer：A Randomized，Multicenter，Phase III Clinical Trial[J]. J Clin Oncol，2019，37(20)：1695-1703.

靶区勾画视频

扫码在线观看靶区勾画视频

（赵快乐，陈赟，刘琪，邓家营，祝鸿程）

第十二章 食管癌新辅助放疗

一、临床资料

（一）简要病史

患者，男性，69岁。因进食梗阻2个多月就诊，胃镜检查示门齿下25 cm食管见不规则新生物，无法扩张通过。组织活检病理提示为食管鳞状细胞癌。正电子发射断层扫描计算机成像技术（PET-CT）检查提示食管癌，氟代脱氧葡萄糖（FDG）高代谢；两侧气管食管沟淋巴结转移可能。经多学科讨论后建议先行新辅助放化疗再行手术。自起病来，精神可，睡眠食纳欠佳，大小便无特殊，2个月内体重减轻约5 kg。

（二）相关检查

（1）体格检查：神清，精神可，对答切题。全身未扪及肿大的浅表淋巴结。身高164 cm，体重52 kg，美国东部肿瘤协作组（ECOG）体力状态评分1分。

（2）胃镜：门齿下25 cm食管见不规则新生物。无法扩张通过。

（3）病理：食管鳞状细胞癌。

（4）食管造影：食管中段见食管明显狭窄、管壁僵硬，局部充缺，钡剂通过明显受阻，其余食管未见明显黏膜皱襞破坏、中断，下段食管钡流较细。

（5）胸部CT：食管中胸段增厚强化。右肺下叶胸膜下小结节，直径约5 mm，两肺门及纵隔未见肿大淋巴结（图12-1）。

（6）PET-CT：食管癌，FDG高代谢；两侧气管食管沟淋巴结转移可能。两肺小结节，未见FDG代谢增高，建议密切随访。腔静脉后方及右肺门淋巴结炎性增生可能（图12-2）。

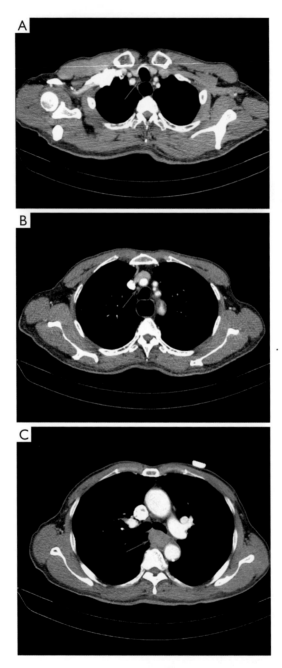

图12-1　患者胸部CT影像（放疗前，2019年2月12日）

（A）气管食管沟淋巴结；（B）纵隔淋巴结；

（C）食管病灶。

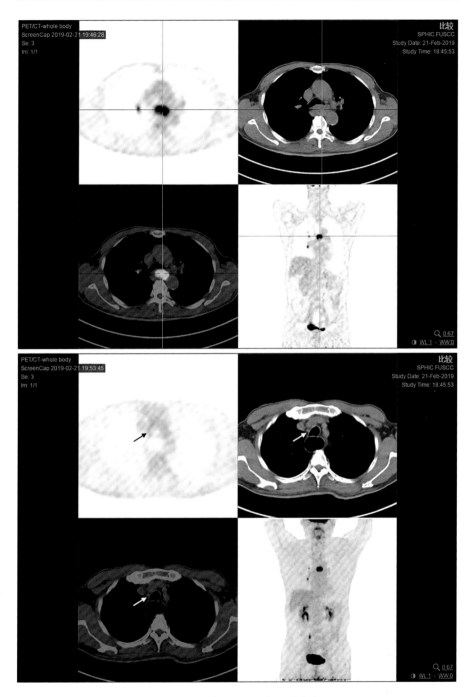

图12-2　患者PET-CT影像（放疗前）

（三）诊断

胸中段食管癌cT4bN1M0 Ⅳa期[美国癌症联合会（AJCC）／国际抗癌联盟（UICC）TNM分期第8版]。

二、体位及固定方式

患者取仰卧位，双手置于体侧，头颈肩面罩+真空垫固定。
扫描范围：下颌骨下缘至胸廓下缘。

三、靶区勾画及剂量

（一）靶区勾画原则

靶区勾画见图12-3~图12-11。

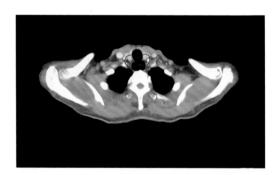

图12-3　PTV为双侧气管食管沟GTV外扩1 cm的上界

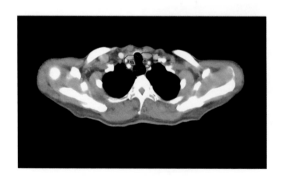

图12-4　GTV=转移的双侧气管食管沟淋巴结

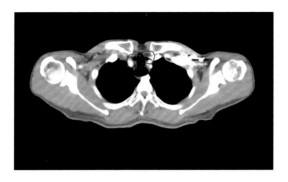

图12-5　PTV为双侧气管食管沟GTV外扩1 cm的下界

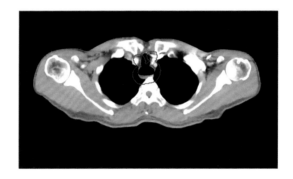

图12-6　PTV为食管CTV外扩1 cm的上界

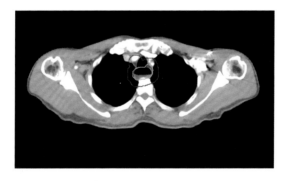

图12-7　CTV为食管病灶GTV向上扩3 cm（CTV上界）

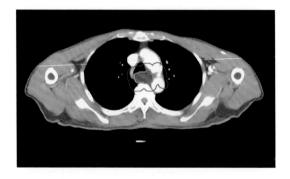

图12-8　GTV=食管病灶（GTV上界）

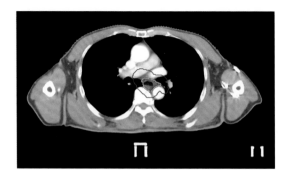

图12-9　GTV=食管病灶（GTV下界）

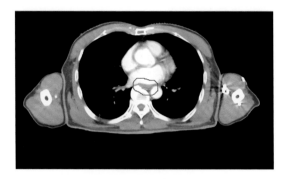

图12-10　CTV为食管病灶GTV向下扩3 cm（CTV下界）

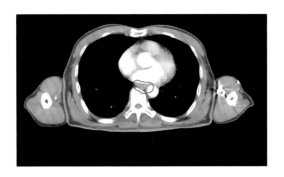

图12-11 PTV为食管CTV外扩1 cm（PTV下界）

GTV：红色阴影。

CTV：绿色线条。

PTV：蓝色线条。

GTV=食管原发灶+转移淋巴结。

CTV=食管原发灶GTV上下外放3 cm，四周不外放；转移淋巴结GTV不外放。

PTV=CTV外放1 cm。

（二）放疗技术及剂量

采用调强放疗技术，处方剂量41.4 Gy/23 Fx。

（三）正常组织限量

脊髓：最高剂量（Dmax）≤45 Gy。

肺：V5≤65%，V20≤30%，平均剂量（Dmean）≤16 Gy。

心脏：Dmean≤30 Gy，V30<40%。

四、综合治疗

（一）同步化疗方案

紫杉醇联合卡铂：紫杉醇50 mg/m²，d1+卡铂AUC=2，d1，qw×5次。

（二）后续治疗

放疗结束5周后，患者就诊胸外科，行Ivor-Lewis食管癌根治术+空肠造口术，手术过程顺利。术后病理提示：炎症细胞浸润，符合放化疗后改变，淋巴结转移：（0/22）（转移数/淋巴结总数），术后患者恢复良好。

五、讨论

（一）新辅助治疗的意义

除早期食管癌，新辅助放化疗+手术是可手术食管癌患者首选治疗方案。大量的随机分组研究和多个Meta分析证明，无论是食管鳞状细胞癌还是腺癌，新辅助放化疗+手术较单纯手术提高了局部控制率，降低了分期，并提高了总生存率。术前放化疗可减小肿瘤体积，增加R0切除率，且不增加手术难度及术后并发症。

（二）照射野范围

目前公认新辅助放疗的靶区采用累及野照射，包括食管原发病灶和转移淋巴结，淋巴引流区不预防照射。2012年发表在《新英格兰医学杂志》上的CROSS研究比较了新辅助放化疗联合手术与单纯手术的疗效，新辅助放疗的照射野为累及野照射，该研究显示新辅助放化疗后局部区域复发率由34%降低至14%；在CROSS研究后续分析中，术前新辅助放化疗联合手术患者仅有1%出现孤立性照射野外复发。

（三）术前新辅助放化疗中放疗剂量的选择

新辅助放疗合适的剂量尚无统一定论，2017年美国学者根据美国国家癌症数据库（National Cancer Database，NCBD）统计数据，发表了6 274例食管癌术前新辅助和单纯手术比较的研究，新辅助治疗的剂量为40~54 Gy，通过亚组分析，高剂量组与低剂量组的总生存（overall survival，OS）和病理完全缓解（pathologic complete response，PCR）无统计学差异。

我中心采用的新辅助放疗的剂量为41.4 Gy/23 Fx。

（四）术前新辅助放化疗中化疗方案的选择

目前美国国家综合癌症网络指南推荐的新辅助化疗方案为5-Fu+顺铂/卡铂或紫杉醇+卡铂。我中心采用的新辅助同步化疗方案为紫杉醇+卡铂，具体为紫杉醇50 mg/m^2，d1+卡铂AUC=2，d1，qw×5次。

（五）与手术间隔时间

新辅助放化疗与手术间隔期为4~6周。临床研究提示延长手术时间至8~9周后可提高PCR，但对总的生存率并无提高。

参考文献

[1] Stahl M，Stuschke M，Lehmann N，et al. Chemoradiation with and without surgery in patients with locally advanced squamous cell carcinoma of the esophagus[J]. J Clin Oncol，2005，23(10)：2310-2317.

[2] Urschel JD，Vasan H. A meta-analysis of randomized controlled trials that compared neoadjuvant chemoradiation and surgery to surgery alone for resectable esophageal cancer[J]. Am J Surg，2003，185(6)：538-543.

[3] Fiorica F，Di Bona D，Schepis F，et al. Preoperative chemoradiotherapy for oesophageal cancer: a systematic review and meta-analysis[J]. Gut，2004，53(7)：925-930.

[4] Walsh TN，Grennell M，Mansoor S，et al. Neoadjuvant treatment of advanced stage esophageal adenocarcinoma increases survival[J]. Dis Esophagus，2002，15(2)：121-124.

[5] van Hagen P，Hulshof MC，van Lanschot JJ，et al. Preoperative chemoradiotherapy for esophageal or junctional cancer[J]. N Engl J Med，2012，366(22)：2074-2084.

[6] Buckstein M，Rhome R，Ru M，et al. Neoadjuvant chemoradiation radiation dose levels for surgically resectable esophageal cancer: predictors of use and outcomes[J]. Dis Esophagus，2018，31(5)：dox148.

[7] Shapiro J，van Hagen P，Lingsma HF，et al. Prolonged time to surgery after neoadjuvant chemoradiotherapy increases histopathological response without affecting survival in patients with esophageal or junctional cancer[J]. Ann Surg，2014，260(5)：807-813; discussion 813-814.

靶区勾画视频

扫码在线观看靶区勾画视频

（赵快乐，陈赟，刘琪，邓家营，毛广敏）

第十三章　食管癌术后辅助放疗

一、临床资料

（一）简要病史

患者，男性，55岁。因进食哽咽1个月就诊，胃镜提示距门齿30~36 cm处见黏膜破坏，隆起，活检病理示鳞状细胞癌。完善相关检查后行经右胸三切口三野食管癌根治术，术后病理提示：食管中分化鳞状细胞癌，浸润至浅肌层，淋巴结转移总数3/28。拟行术后放疗收治入院。

（二）相关检查

（1）体格检查：一般情况尚好，颈部、胸部及上腹部可见手术切口，愈合可，双颈部及锁骨上未扪及肿大淋巴结，心肺（－）。

（2）胃镜检查：距门齿30~36 cm处见黏膜破坏，隆起。活检病理：鳞状细胞癌。

（3）正电子发射断层扫描计算机成像技术（PET-CT）检查：胸中段（T6~T8椎体层面）食管管壁增厚，管腔狭窄，放射性摄取异常增高，病灶长度约5.5 cm，SUVmax=21.9；右侧气管食管沟见肿大淋巴结影，直径约2.0 cm，内伴坏死，实性部分放射性摄取异常增高，SUVmax=6.2。

（4）病理检查：肿块位于食管中段；切除标本长度5 cm；肿瘤距上切缘距离2 cm；肿瘤距下切缘距离1.5 cm；肿瘤隆起2 cm×1.5 cm×1 cm大小。组织学类型：鳞状细胞癌，浸润至浅肌层；组织学分级：中分化。上切缘（－）；下切缘（－）。淋巴结转移情况：总数3个/28个（转移数/淋巴结总数），食管旁（0/1）、下切缘及周围（1/11）、112组（0/1）、右喉返（1/1）、隆突下（0/3）、左肺门（0/1）、左锁骨上（0/4）、右锁骨上（0/4）、贲门旁（1/2）见癌转移。

（5）术后1个月胸部CT：食管癌术后改变，左侧胸腔少量积液伴左肺下叶膨张不全；右肺纤维灶。

（6）术后1个月食管造影：食管癌术后，造影剂通过吻合口通畅。

（三）诊断

食管癌术后pT2N2M0 Ⅲ期[美国癌症联合会（AJCC）/国际抗癌联盟（UICC）TNM分期第8版]。

二、体位及固定方式

仰卧位，头颈肩面罩+真空垫固定。

扫描范围：下颌骨下缘至腹腔干。

三、靶区勾画及剂量

（一）靶区勾画原则

靶区勾画见图13-1~图13-12。

CTV为红色线条，PTV为蓝色线条。

CTV=双锁骨上区+上纵隔+瘤床；PTV=CTV外放1 cm。

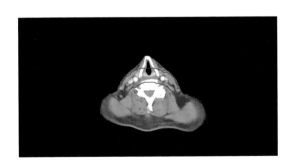

图13-1　PTV为CTV外放1 cm（PTV上界）

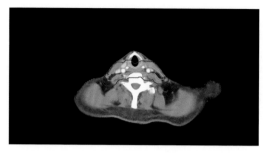

图13-2 CTV（环状软骨上层面，CTV上界）
包括双侧颈内静脉、颈内动脉、颈外动脉及血管-肌肉间隙，外侧界为胸锁乳突肌内侧缘，后界为椎体及前斜角肌前缘，前界为胸锁乳突肌后缘。

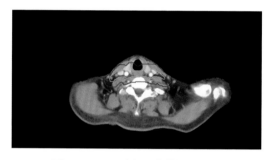

图13-3 CTV（经环状软骨层面）
包括双侧颈内静脉、颈总动脉及血管-肌肉间隙，前界为甲状腺、气管后缘、胸锁乳突肌后缘，外侧界为胸锁乳突肌内侧缘，后界为椎体及前斜角肌前缘。

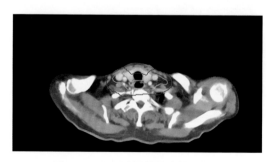

图13-4 CTV（甲状腺峡部层面）
包括双侧颈内静脉、颈总动脉及血管-肌肉间隙，前界为甲状腺、气管后缘，外侧界为胸锁乳突肌内侧缘，后界为椎体及斜角肌前缘。

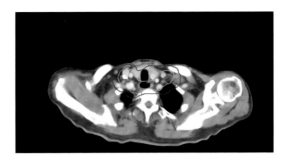

图13-5 CTV（颈根部层面）

包括双侧颈内静脉、颈总动脉及血管-肌肉间隙，前界为甲状腺、气管后缘，外侧界为锁骨，后界为椎体前缘。

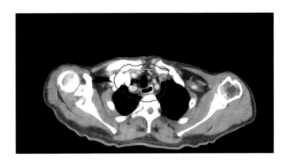

图13-6 CTV（锁骨头上缘层面）

包括双侧颈总动脉、锁骨下动脉及血管间隙，前界为锁骨头后缘，后界为椎体前缘。

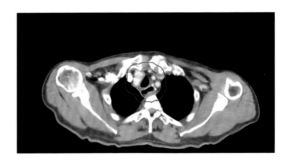

图13-7 CTV（经锁骨头层面）

包括左侧颈总动脉、锁骨下动静脉及血管间隙，前界为锁骨头后缘，后界为椎体前缘。

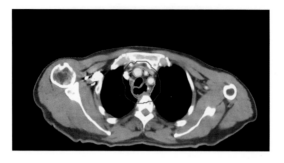

图13-8 CTV（经胸骨柄层面）
包括血管间隙及气管和管状胃（或其内侧缘），后界为椎体前缘。

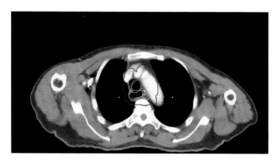

图13-9 CTV（主动脉弓上缘）
包括气管、管状胃内侧缘和瘤床区域，后界为椎体前缘。

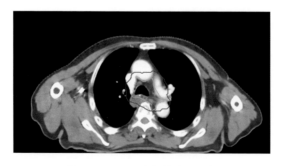

图13-10 CTV（气管分叉处）
包括左右主气管、管状胃内侧缘、瘤床区域，后界为椎体前缘。

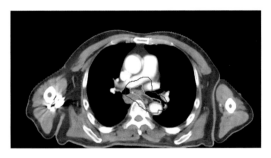

图13-11 CTV（下界）

包括管状胃内侧缘、瘤床区域，后界为椎体前缘。

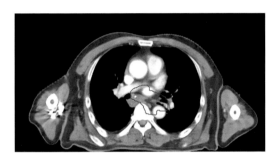

图13-12 PTV为CTV外放1 cm（下界）

（二）放疗技术及剂量

采用调强放疗技术，处方剂量50.4 Gy/28 Fx。

（三）正常组织限量

脊髓：最高剂量（Dmax）≤45 Gy。

肺：V5≤65%，V20≤30%，平均剂量（Dmean）≤16 Gy。

心脏：Dmean≤30 Gy，V40<30%。

四、同步化疗方案

放疗第1天开始，同步TC方案（紫杉醇50 mg/m², d1+卡铂AUC=2，d1，qw×5次）。

五、讨论

食管癌术后残留者均应行术后同期放化疗。R0切除者术后是否需要放疗仍有争议。多项单纯手术对比术后放疗的Ⅲ期随机分组研究显示，食管鳞状细胞癌的术后放疗没有提高疗效。美国国家综合癌症网络（NCCN）指南建议术后R0切除者进行观察，但肖泽芬教授的研究显示，Ⅲ期患者亚组分析中显示术后放疗获益。所以在国内，往往推荐Ⅲ期患者术后行预防性放（化）疗。

参考文献

[1] Macdonald JS，Smalley SR，Benedetti J，et al. Chemoradiotherapy after surgery compared with surgery alone for adenocarcinoma of the stomach or gastroesophageal junction[J]. N Engl J Med，2001，345(10)：725-730.

[2] Zhang W，Liu X，Xiao Z，et al. Postoperative intensity-modulated radiotherapy improved survival in lymph node-positive or stage III thoracic esophageal squamous cell carcinoma[J]. Oncol Res Treat，2015，38(3)：97-102.

[3] Bédard EL，Inculet RI，Malthaner RA，et al. The role of surgery and postoperative chemoradiation therapy in patients with lymph node positive esophageal carcinoma[J]. Cancer，2001，91(12)：2423-2430.

[4] Smalley SR，Benedetti JK，Haller DG，et al. Updated analysis of SWOG-directed intergroup study 0116：a phase III trial of adjuvant radiochemotherapy versus observation after curative gastric cancer resection[J]. J Clin Oncol，2012，30(19)：2327-2333.

[5] Deng W，Yang J，Ni W，et al. Postoperative Radiotherapy in Pathological T2-3N0M0 Thoracic Esophageal Squamous Cell Carcinoma：Interim Report of a Prospective，Phase III，Randomized Controlled Study[J]. Oncologist，2020，25(4)：e701-e708.

[6] Ni W，Yu S，Zhang W，et al. A phase-II/III randomized controlled trial of adjuvant radiotherapy or concurrent chemoradiotherapy after surgery versus surgery alone in patients with stage-IIB/III esophageal squamous cell carcinoma[J]. BMC Cancer，2020，20(1)：130.

[7] Yang J，Zhang W，Xiao Z，et al. The Impact of Postoperative Conformal Radiotherapy after Radical Surgery on Survival and Recurrence in Pathologic T3N0M0 Esophageal Carcinoma：A Propensity Score-Matched Analysis[J]. J Thorac Oncol，2017，12(7)：1143-1151.

靶区勾画视频

扫码在线观看靶区勾画视频

（赵快乐，陈赟，刘琪，邓家营，任文佳）

第六篇 胸腺上皮肿瘤

第十四章　胸腺瘤术后辅助放疗

一、简要病史

患者，女性，47岁，2018年1月2日胸部电子计算机断层扫描（CT）发现前上纵隔肿块（图14-1），无咳嗽、胸痛，无呼吸急促，无肌无力，无疲劳。在全麻下行纵隔肿瘤切除术伴肺部分切除术。术中发现肿瘤与纵隔胸膜、心包，左肺粘连。胸腺及全纵隔肿瘤、粘连的心包、纵隔胸膜行完全切除，粘连的部分行肺切除。术后将前纵隔肿瘤加部分左肺送病理切片检查，证示为胸腺瘤，肿瘤为5 cm×3.5 cm×3 cm大小，侵犯包膜外纤维脂肪组织，灶区累及肺表面胸膜。结合免疫组化结果，符合胸腺瘤（以B1型为主，部分为B2型）。

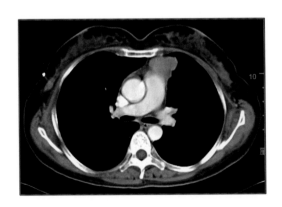

图14-1　术前CT，肺动脉层面，原发灶示分叶状

既往史及体格检查：无特殊。

诊断：胸腺瘤术后（Masaoka分期：Ⅲ期）；TNM分期：T3N0M0 ⅢA期。

二、体位及固定方式

仰卧位，体膜固定，双手抱肘置额前。扫描范围为环状软骨至肾下极。

三、靶区勾画及剂量

（一）靶区勾画原则

靶区勾画见图14-2。

GTV：如为R1、R2切除者，需要勾画GTV，包括所有肉眼可见残余肿瘤。

CTV：GTV外扩0.5~1.0 cm（主要是沿胸膜方向）。术后瘤床，根据术前、术后影像及术中发现共同决定。

PTV：无4D-CT，无每日影像验证，CTV扩1.0~1.5 cm；有4D-CT，无每日影像验证，CTV扩0.5~1.0 cm；有4D-CT，有每日影像验证，CTV扩0.5 cm。

本例患者为R0切除，无GTV，CTV为术后瘤床，沿胸膜方向外扩1.0 cm，PTV为CTV外扩1.0 cm。

（二）放疗技术及剂量

采用调强放疗技术，复旦大学附属肿瘤医院推荐的放疗剂量：R0切除，50 Gy/25 Fx；R1切除，54~60 Gy/27~30 Fx；R2切除，60~66 Gy/30~33 Fx。

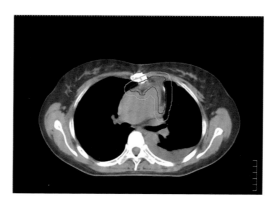

图14-2　靶区示意图

（三）正常组织限量（ITMIG推荐）

双肺：V20<30%，平均剂量<15 Gy，V5<65%。

脊髓：最大剂量<45 Gy。

心脏：V30<40%，平均剂量<25 Gy。

食管：平均剂量<34 Gy，V50<40%。

肾脏：双侧V20<32%。

肝脏：V30<40%，平均剂量<30 Gy。

四、讨论

胸腺上皮肿瘤为罕见肿瘤，占前纵隔肿瘤的1/2，发病率约0.13/10万。世界卫生组织（WHO）2004版胸腺上皮肿瘤分类将胸腺上皮肿瘤分为A、AB、B1、B2、B3、C型，其中C型为胸腺癌，其余为胸腺瘤。胸腺瘤的病理及临床特点见表14-1。

胸腺瘤最常用的分期系统为1981年日本学者提出的Masaoka分期，1994年日本学者Koga提出Masaoka-Koga分期（表14-2），2014年国际胸腺瘤协作组（International Thymic Malignancies Interest Group，ITMIG）和国际肺癌研究学会（International Association for the Study of Lung Cancer，IASLC）共同提出美国癌症联合会（AJCC）第8版胸腺肿瘤TNM分期（表14-3）。目前美国国家综合癌症网络（NCCN）指南采用的是修订版Masaoka分期，ITMIG推荐的是修订版Masaoka-Koga分期，AJCC第8版胸腺肿瘤TNM分期在临床上逐渐被使用。

表14-1　胸腺瘤的病理及临床特点

分型	定义	占比	肌无力	15年生存率
A	梭形和卵圆形上皮细胞，异形性不明显	4%~7%	17%	100%
AB	A型成份以外，合并有淋巴细胞	28%~34%	16%	90%
B1	淋巴上皮混合型，淋巴为主，上皮异形性不明显	9%~20%	57%	90%
B2	介于B1和B3之间	20%~36%	71%	60%
B3	淋巴上皮混合型，上皮为主，上皮异形性明显	10%~14%	46%	40%

表14-2　Masaoka分期与Masaoka-Koga分期对比

分期	Masaoka分期（NCCN修订）	Masaoka-Koga分期（ITMIG修订）
Ⅰ期	包膜完整	肿瘤包膜完整，镜下无包膜外侵或虽有包膜侵犯，但未突破包膜，或虽包膜缺损但未侵犯临近组织
Ⅱ期	ⅡA：镜下侵润包膜 ⅡB：侵犯周围脂肪组织，与纵隔胸膜或心包粘连但未穿透	ⅡA：镜下侵透包膜 ⅡB：肿瘤侵入正常胸腺或胸腺周围脂肪组织，或与纵隔胸膜或心包有粘连但未突破纵隔胸膜或心包，镜下肿瘤未侵入纵隔胸膜或心包纤维层
Ⅲ期	侵犯周围器官，如脏层胸膜、大血管、肺 ⅢA：无大血管侵犯 ⅢB：侵犯大血管	镜下证实肿瘤侵入邻近器官
Ⅳ期	ⅣA：胸膜或心包播散 ⅣB：淋巴或者血道转移	ⅣA：胸膜或心包转移 ⅣB：淋巴或者血道转移

表14-3　AJCC第8版胸腺肿瘤TNM分期系统

T分期

T1：肿瘤局限在胸腺内不论有无包膜，仅直接侵犯纵隔或者直接侵犯纵隔胸膜而无任何其他纵隔结构侵犯

T1a：无纵隔胸膜侵犯；T1b：直接侵犯纵隔胸膜

T2：肿瘤侵犯心包（部分或全层）

T3：肿瘤直接侵犯下列结构，如肺、头臂静脉、上腔静脉、膈神经、胸壁或者心包外肺动脉或静脉

T4：肿瘤侵犯下列组织，如大动脉、心肌、气管、食管

N分期

N0：无淋巴结转移

N1：前纵隔淋巴结转移

N2：深胸腔内或者颈淋巴结转移

累及的淋巴结需要病理证实

M分期

M0：无远处转移

M1a：间隔性胸膜及心包结节

M1b：肺实质结节或者其他器官转移

续表14-3

Ⅰ期

  T1N0M0

Ⅱ期

  T2N0M0

Ⅲ期

  ⅢA：T3N0M0

  ⅢB：T4N0M0

Ⅳ期

  ⅣA：T1-4N1M0，T1-4N1-2M1a

  ⅣB：T1-4N2M0-1a，T1-4N0-2M1b

Masaoka分期的5年生存率：Ⅰ期，100%；Ⅱ期，81%；Ⅲ期，51%；Ⅳa期，24%；Ⅳb期，17%。

手术是胸腺上皮肿瘤治疗的基石，完全切除（R0）是最重要的预后因素。R0切除胸腺瘤患者，Ⅰ期无需术后辅助治疗，Ⅱ/Ⅲ期推荐术后辅助放疗，Ⅳ期推荐术后辅助放疗+化疗；R0切除胸腺癌患者，Ⅰ~Ⅱ期推荐术后辅助放疗和（或）化疗，Ⅲ~Ⅳ期推荐术后辅助放疗+化疗。镜下切除残留（R1切除）胸腺瘤患者，推荐术后辅助放疗和（或）化疗；R1切除胸腺癌患者，推荐行术后辅助放疗+化疗。肉眼切除残留（R2切除）胸腺瘤或胸腺癌患者，推荐根治性放疗+化疗。

对于不可手术的胸腺上皮肿瘤，可分为3类：潜在可切除、不可切除但可行根治性放疗、不可行根治性放疗。对于潜在可切除患者，推荐新辅助化疗+手术+术后放化疗，或新辅助放化疗+手术+术后化疗。对于不可切除但可行根治性放疗患者，推荐根治性放化疗。对于不可行根治性放疗患者，推荐化疗±姑息放疗。

Ⅱ~Ⅲ期胸腺瘤完全切除术后辅助放疗的价值尚存争议。文献报道的数据整理见表14-4。其中ITMIG 2016年报道了1 263例胸腺瘤R0切除患者，术后辅助放疗将Ⅱ期患者5年生存率从93%提高到97%，Ⅲ期患者从76%提高到92%。笔者团队正在开展Ⅲ期随机研究（NCT02633553），欢迎推荐入组。

表14-4　Ⅱ~Ⅲ期胸腺瘤完全切除术后辅助放疗相关文献报道

资料	时间	病例	构成	R0切除	Ⅱ期5年OS	Ⅲ期5年OS
NCDB	2017	4 056	Ⅰ~Ⅳ期，瘤或癌	否	Ⅱb期：80% vs 92%，P=0.004	75% vs 80%，P=0.016
ITMIG	2016	1 263	Ⅱ~Ⅲ期，瘤	是	93% vs 97%，P=0.02	76% vs 92%，P=0.0005
ChART	2016	1 546	Ⅰ~Ⅲ期，瘤或癌	否	DFS：99% vs 85%，P=0.003	DFS：70% vs 71%，P=0.728
日本	2015	1 265	Ⅱ~Ⅲ期，瘤或癌	否	96% vs 96%，P=0.458	90% vs 93%，P=0.362
SEER	2015	529	Ⅱ~Ⅳ期，瘤	否	Ⅱb期：90% vs 90%，P=0.738	75% vs 82%，P=0.049
SEER	2012	476	Ⅲ期，瘤	否	–	65% vs 75%，P=0.038
SEER	2012	1 254	Ⅱ~Ⅲ期，瘤	否	Ⅱ~Ⅲ期：53% vs 64%，P=0.002	–
医科院	2010	107	Ⅱ期，瘤	是	10年DFS：93% vs 82%，P=0.265	–

注：OS数据为单纯手术 vs 手术+术后放疗；DFS，无病生存率。

参考文献

[1] Okumura M，Ohta M，Tateyama H，et al. The World Health Organization histologic classification system reflects the oncologic behavior of thymoma: a clinical study of 273 patients[J]. Cancer，2002，94(3)：624-632.

[2] Marx A，Chan JK，Coindre JM，et al. The 2015 World Health Organization Classification of Tumors of the Thymus：Continuity and Changes[J]. J Thorac Oncol，2015，10(10)：1383-1395.

[3] Engels EA. Epidemiology of thymoma and associated malignancies[J]. J Thorac Oncol，2010，5(10 Suppl 4)：S260-S265.

[4] Detterbeck FC，Nicholson AG，Kondo K，et al. The Masaoka-Koga stage classification for thymic malignancies：clarification and definition of terms[J]. J Thorac Oncol，2011，6(7 Suppl 3)：S1710-S1716.

[5] Detterbeck FC，Stratton K，Giroux D，et al. The IASLC/ITMIG Thymic Epithelial Tumors Staging Project：proposal for an evidence-based stage classification system for the forthcoming (8th) edition of the TNM classification of malignant tumors[J]. J Thorac Oncol，2014，9(9 Suppl 2)：S65-S72.

[6] Safieddine N，Liu G，Cuningham K，et al. Prognostic factors for cure，recurrence and long-term survival after surgical resection of thymoma[J]. J Thorac Oncol，2014，9(7)：1018-1022.

[7] Jackson MW，Palma DA，Camidge DR，et al. The Impact of Postoperative Radiotherapy for Thymoma and Thymic Carcinoma[J]. J Thorac Oncol，2017，12(4)：734-744.

[8] Rimner A，Yao X，Huang J，et al. Postoperative Radiation Therapy Is Associated with Longer Overall Survival in Completely Resected Stage II and III Thymoma-An Analysis of the International Thymic Malignancies Interest Group Retrospective Database[J]. J Thorac Oncol，2016，11(10)：1785-1792.

[9] Lim YJ，Kim HJ，Wu HG. Role of Postoperative Radiotherapy in Nonlocalized Thymoma：Propensity-Matched Analysis of Surveillance，Epidemiology，and End Results Database[J]. J Thorac Oncol，2015，10(9)：1357-1363.

[10] Weis CA，Yao X，Deng Y，et al. The impact of thymoma histotype on prognosis in a worldwide database[J]. J Thorac Oncol，2015，10(2)：367-372.

[11] Rimner A，Gomez DR，Wu AJ，et al. Failure patterns relative to radiation treatment fields for stage II-IV thymoma[J]. J Thorac Oncol，2014，9(3)：403-409.

靶区勾画视频

扫码在线观看靶区勾画视频

（吴开良，范兴文，李淑艳，刘明）

第十五章　胸腺癌根治性放化疗

一、简要病史

患者，男性，43岁。无明显诱因出现左锁骨上淋巴结肿大2周就诊，肿块直径约1 cm，质硬无压痛。外院正电子发射断层扫描计算机成像技术（PET-CT）示前纵隔占位病变，约6.7 cm×4.2 cm大小，相邻胸骨皮质模糊，伴左侧颈动脉鞘、左侧颈总动脉旁淋巴结转移。氟代脱氧葡萄糖（FDG）代谢异常增高，左锁骨上肿大淋巴结穿刺病理示：转移性低分化鳞状细胞癌。

体格检查：左锁骨上可触及肿大淋巴结，直径约1 cm，质硬。其余无特殊。

既往史及个人史：无特殊。

诊断：胸腺鳞状细胞癌伴淋巴结转移，Masaoka分期：ⅣB期；TNM分期：T4N2M0，ⅣB期。

二、体位及固定方式

体位：仰卧位。

固定方式：头颈肩面罩。

定位CT扫描范围：上界为环状软骨水平，下界为肾下极。

三、靶区勾画及剂量

（一）靶区勾画原则

靶区勾画见图15-1。

GTV（红色）：大体可见肿瘤。

CTV：GTV加潜在肿瘤浸润区域；GTV边界外放0.5 cm，遇到解剖屏障适

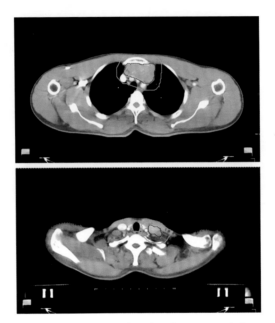

图15-1 靶区勾画示意图（红色，GTV；绿色，PTV）

当修回。仅照射累及淋巴结，不做淋巴结区预防性照射。

PTV（绿色）：CTV及其体内运动加摆位误差0.7 cm，本例为GTV直接外扩1.2 cm。

（二）放疗技术及剂量

采用调强放疗技术，处方剂量60 Gy/30 Fx。

（三）正常组织限量

双肺：平均剂量（Dmean）<15 Gy，V20<30%，V5<65%。

脊髓：最高剂量（Dmax）<45 Gy。

心脏：Dmean<25 Gy，V40≤30%，V30≤40%。

食管：Dmean<34 Gy，V50≤40%。

四、化疗

EP方案（依托泊苷75 mg/m^2，d1~3；顺铂25 mg/m^2，d1~3）化疗4次，每4周化疗1次，其中同步2次，巩固2次。

五、随访

患者随访CT影像见图15-2，左侧图为纵隔原发灶，右侧图为左锁骨上转移淋巴结。

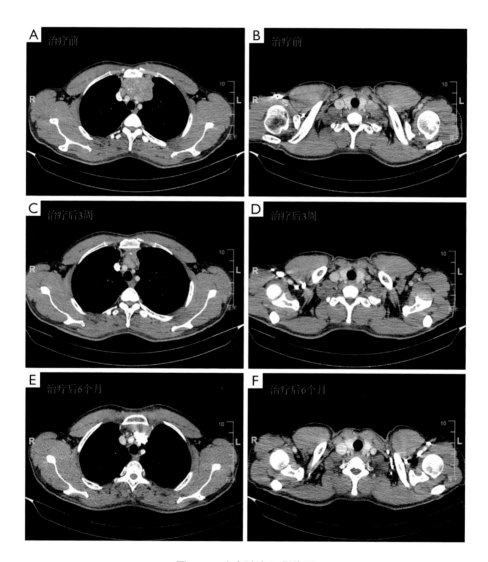

图15-2 患者随访CT影像图

六、讨论

对于不可手术胸腺上皮肿瘤的根治性放化疗方案研究较少。截止到2020年12月仅检索到两项前瞻性Ⅱ期单臂研究。一项研究于1997年发表在*JCO*杂志，共入组了26例不可手术胸腺瘤，其中Ⅲ期25例，ⅣB期1例，CAP方案（环磷酰胺+阿霉素+顺铂）化疗4个周期后续贯放疗54 Gy，客观缓解率（objective response rate，ORR）为69%，5年生存率为52%。另一项是我们科于2020年完成的前瞻性Ⅱ期单臂研究，共入组56例患者，其中胸腺瘤22例，胸腺癌34例，ⅢB期8例，Ⅳ期6例，ⅣB期42例。采用EP方案（依托泊苷+顺铂）同步调强放疗，放疗剂量60 Gy/30次，同步化疗2次，巩固化疗2次。ORR为85.7%，5年生存率68.1%。

参考文献

[1] Loehrer PJ Sr，Chen M，Kim K，et al. Cisplatin，doxorubicin，and cyclophosphamide plus thoracic radiation therapy for limited-stage unresectable thymoma：an intergroup trial[J]. J Clin Oncol，1997，15(9)：3093-3099.

[2] Fan XW，Yang Y，Wang HB，et al. Intensity Modulated Radiation Therapy Plus Etoposide/Cisplatin for Patients With Limited Advanced Unresectable Thymic Epithelial Tumors：A Prospective Phase 2 Study[J]. Int J Radiat Oncol Biol Phys，2020，107(1)：98-105.

靶区勾画视频

扫码在线观看靶区勾画视频

（吴开良，范兴文，李淑艳，刘明）

第七篇
胃癌

第十六章　胃癌新辅助放疗

一、临床资料

（一）简要病史

患者，男性，52岁。因上腹部不适1个月就诊。患者2018年10月无明显诱因出现上腹部不适，伴有嗳气、反酸和轻度食欲下降，无黑便，体重下降约2 kg。

（二）相关检查

（1）体格检查：一般情况尚好，美国东部肿瘤协作组（ECOG）体力状态评分1分，全身浅表淋巴结未扪及明显肿大，腹平软，全腹未触及肿块，无明显压痛、反跳痛，肝、脾肋下未及，肠鸣音无异常。肛门指检未发现明显种植结节。

（2）腹腔镜探查术：肿瘤位于胃体，约5 cm×5 cm大小，浆膜面肿瘤侵犯，小弯侧可见多枚肿大淋巴结，最大者约1 cm×1 cm，肝脏和盆腔未发现明显种植结节，（腹腔冲洗液）未见肿瘤细胞。

（3）超声胃镜：①内镜所见食管胃底无静脉曲张。胃体小弯侧可见隆起性病变，上覆溃疡面，周边呈结节状，底覆白苔。②超声探查见胃体病灶处探及胃壁1~5层层次消失，呈不均匀低回声增厚改变，局部突破浆膜面，病变周围探及5枚肿大淋巴结影，部分相互融合。检查印象：胃体溃疡（胃Ca，T4aN2），病理：腺癌（胃体，活检），Lauren分型：肠型，Her-2（-）。

（4）胃部增强电子计算机断层扫描（CT）：胃小弯局部胃壁增厚伴强化，侵及浆膜面可能，肝胃间隙见数个淋巴结，局部融合。肝内未见明显异常密度影。腹腔内未见积液。检查印象：胃体小弯胃壁增厚伴强化，胃小弯侧数枚淋巴结，符合MT（cT4aN2）（图16-1）。

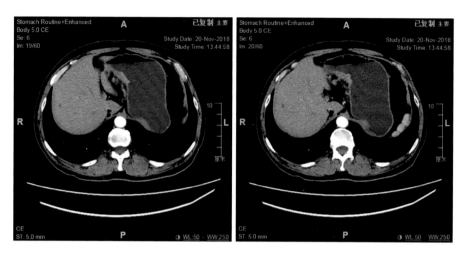

图16-1 胃部增强CT（基线）

（5）胸部CT、盆腔CT及血常规、血生化和肿瘤指标均正常。

（三）诊断

胃腺癌（cT4aN2M0，Ⅲ期）。

二、体位及固定方式

胃镜下银夹标记肿瘤边界，定位前空腹或禁食3 h，患者仰卧位，多功能体板固定，CT定位前模拟机下观察患者膈肌运动度（作为呼吸运动幅度的替代指标），根据复旦大学附属肿瘤医院的前期研究结果，呼吸动度<1 cm时行4D-CT扫描，呼吸动度>1 cm时行被动呼吸门控（passive breath gating，PBG）或光学体表追踪（surface guided radiation therapy，SGRT）技术控制呼吸运动扫描，扫描范围从隆突到第4腰椎，扫描层厚3 mm，静脉增强CT扫描辅助靶区勾画。

三、靶区勾画

（一）靶区勾画原则

靶区勾画见图16-2~图16-10（红色为CTV，绿色为PTV）。

CTV：

胃部病灶：参考胃部增强CT和胃镜下在肿瘤边界放置银夹，上界勾画银夹上2~3 cm。

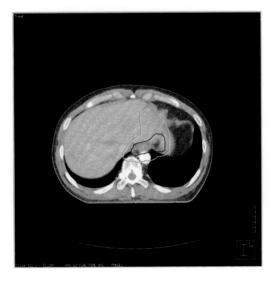

图16-2　CTV上界层面

肿瘤上界上2~3 cm开始勾画CTV，包括贲门右淋巴结（1站）。

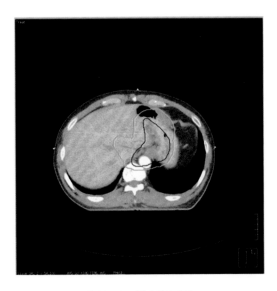

图16-3　胃小弯层面

包括胃小弯侧，贲门左（2站）、胃小弯淋巴结（3站）和肝十二指肠韧带淋巴结（12站）。

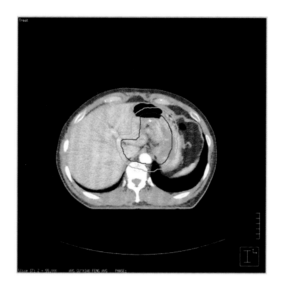

图16-4 胃镜下银夹标记的肿瘤上界层面

包括胃小弯侧，胃小弯淋巴结（3站）和肝十二指肠
韧带淋巴结（12站）。

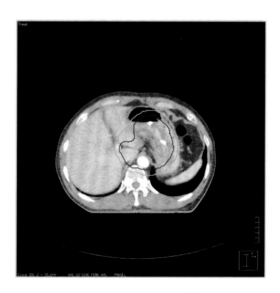

图16-5 肿瘤大体层面

包括胃小弯侧，胃小弯（3站）和肝十二指肠韧带淋
巴结（12站）。

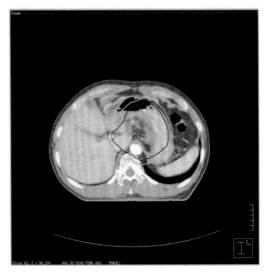

图16-6　钛夹标记的肿瘤下界

包括胃小弯侧和肝十二指肠韧带淋巴结（12站）和
腹主动脉旁淋巴结（16a站）。

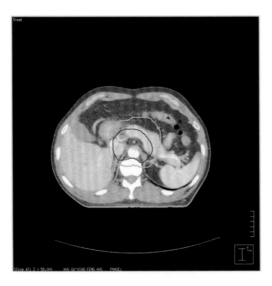

图16-7　肝总动脉层面

包括肝总动脉淋巴结（8站）、胰腺后淋巴结
（13站）、腹主动脉旁淋巴结（16a站）。

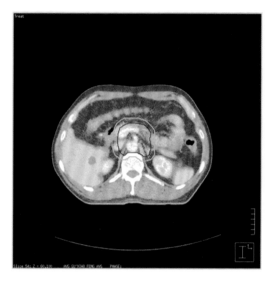

图16-8 腹腔干起始层面

包括腹腔干周围淋巴结（9站）、胰腺后淋巴结（13站）、腹主动脉旁淋巴结（16a站）。

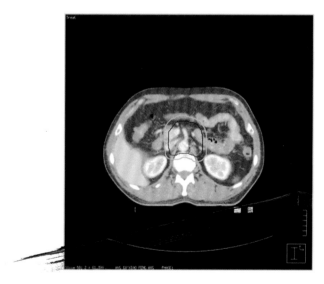

图16-9 肠系膜上动脉起始层面

包含肠系膜上血管旁淋巴结（14站）、腹主动脉旁淋巴结（16a站）。

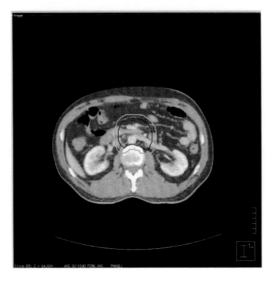

图16-10　CTV的下界层面，左肾静脉下缘层面（16a2站的下界）
包含肠系膜上血管旁淋巴结（14站）、腹主动脉旁淋巴结（16a站）。

淋巴结引流区：病灶周围淋巴引流区，血管周围淋巴引流区，即肝门、腹腔干周围、胰腺后方、肠系膜上动脉、腹主动脉旁淋巴引流区（16a，表16-1）。

（二）放疗技术及剂量

采用调强放疗技术，处方剂量为：4 500 cGy/25 Fx，5周（局部病灶大或局部淋巴结大可考虑局部加量至50~55 Gy），周1至周5，qw×5次。

（三）正常组织限量

脊髓：最大剂量<45 Gy。
肝脏：30%体积接受剂量<30 Gy（V30<30%），平均剂量<21 Gy。
肾脏：50%双肾体积接受剂量<15 Gy（V15<50%），平均剂量<16 Gy。
小肠：最高剂量<45 Gy，V15<120 mL（基于小肠袢体积），V45<195 mL（基于整个腹腔）。

表16-1　胃的区域淋巴结分站

1站	贲门右淋巴结
2站	贲门左淋巴结
3站	胃小弯侧淋巴结
4sa站	胃短血管旁淋巴结
4sb站	胃网膜左血管旁淋巴结
4d站	胃网膜右血管旁淋巴结
5站	幽门上区淋巴结
6站	幽门下区淋巴结
7站	胃左动脉旁淋巴结
8a站	肝总动脉旁淋巴结（前上组）
8p站	肝总动脉旁淋巴结（后组）
9站	腹腔干旁淋巴结
10站	脾门淋巴结
11p站	近端脾动脉旁淋巴结
11d站	远端脾动脉旁淋巴结
12a站	肝十二指肠韧带（沿肝动脉）淋巴结
12b站	肝十二指肠韧带（沿胆管）淋巴结
12p站	肝十二指肠韧带（门静脉后）淋巴结
13站	胰头后表面淋巴结
14v站	肠系膜上静脉淋巴结
14a站	肠系膜上动脉淋巴结
15站	中结肠血管旁淋巴结
16a1站	主动脉裂孔淋巴结(T12水平)
16a2站	腹主动脉周围淋巴结（从腹腔干上缘至左侧肾静脉下缘）
16b1站	腹主动脉周围淋巴结（从左肾静脉下缘到肠系膜上动脉上缘）
16b2站	腹主动脉周围淋巴结（从肠系膜下动脉的上缘到腹主动脉分叉处）
17站	胰头前表面淋巴结
18站	胰腺下缘淋巴结
19站	膈下淋巴结
20站	食管裂孔淋巴结
110站	胸下部食管旁淋巴结
111站	膈上淋巴结
112站	后纵隔淋巴结

四、同期化疗

同期替吉奥单药增敏，30 mg/m²，每日2次，放疗日服用。

五、放疗期间注意事项

放疗期间定期随访，评估患者的血液学和消化道等不良反应，监测血常规和肝肾功能，及时处理不良反应，鼓励患者保证营养，及时营养干预，以保证放疗顺利进行。结束后对患者进行影像学评价，评估肿瘤对放化疗的效果，联合化疗和手术综合治疗。

六、讨论

胃癌的术前放疗是目前和今后胃癌研究的趋势，术前放疗主要用于局部进展期胃癌降低肿瘤负荷，使不能手术的患者获得手术机会，使可手术的患者获得更多的R0切除率，降低肿瘤的局部复发率，同时术后的病理退缩效果为患者的预后提供了重要的信息。本中心胃癌术前放疗根据腹腔镜探查选择没有腹腔转移的患者，由于CT对于确定肿瘤边界有局限性，患者放疗定位前胃镜下放置银夹确定肿瘤边界，同时术前放疗需要与化疗科和胃外科等科室的多学科合作。胃癌术前放疗的靶区勾画目前没有统一的勾画指南，本中心的勾画范围为胃部增强CT和胃镜下确定胃部病灶的上下2~3 cm、可见转移淋巴结以及高危淋巴引流区，高危淋巴引流区包括病灶周围淋巴引流区以及血管周围淋巴引流区，即肝门、腹腔干周围、胰腺后方、肠系膜上动脉周围、腹主动脉旁（16a站）淋巴引流区，对于No.4组淋巴结，在没有明确累及的情况下，靶区优化和减轻治疗毒性反应，可不包括在CTV靶区内。

参考文献

[1] Stahl M，Walz MK，Stuschke M，et al. Phase III comparison of preoperative chemotherapy compared with chemoradiotherapy in patients with locally advanced adenocarcinoma of the esophagogastric junction[J]. J Clin Oncol，2009，27(6)：851-856.

[2] van Hagen P，Hulshof MC，van Lanschot JJ，et al. Preoperative chemoradiotherapy for esophageal or junctional cancer[J]. N Engl J Med，2012，366(22)：2074-2084.

[3] Leong T，Smithers BM，Michael M，et al. TOPGEAR：a randomised phase III trial of perioperative ECF chemotherapy versus preoperative chemoradiation plus perioperative ECF chemotherapy for resectable gastric cancer (an international，intergroup trial of the AGITG/TROG/EORTC/NCIC CTG)[J]. BMC Cancer，2015，15：532.

[4] Stahl M，Walz MK，Riera-Knorrenschild J，et al. Preoperative chemotherapy versus chemoradiotherapy in locally advanced adenocarcinomas of the oesophagogastric junction

（POET）：Long-term results of a controlled randomised trial[J]. Eur J Cancer, 2017, 81: 183-190.

[5] Zhang ZX, Gu XZ, Yin WB, et al. Randomized clinical trial on the combination of preoperative irradiation and surgery in the treatment of adenocarcinoma of gastric cardia (AGC)--report on 370 patients[J]. Int J Radiat Oncol Biol Phys, 1998, 42(5): 929-934.

[6] Matzinger O, Gerber E, Bernstein Z, et al. EORTC-ROG expert opinion: radiotherapy volume and treatment guidelines for neoadjuvant radiation of adenocarcinomas of the gastroesophageal junction and the stomach[J]. Radiother Oncol, 2009, 92(2): 164-175.

[7] Wo JY, Yoon SS, Guimaraes AR, et al. Gastric lymph node contouring atlas: A tool to aid in clinical target volume definition in 3-dimensional treatment planning for gastric cancer[J]. Pract Radiat Oncol, 2013, 3(1): e11-e19.

[8] Jabbour SK, Hashem SA, Bosch W, et al. Upper abdominal normal organ contouring guidelines and atlas: a Radiation Therapy Oncology Group consensus[J]. Pract Radiat Oncol, 2014, 4(2): 82-89.

靶区勾画视频

扫码在线观看靶区勾画视频

（章真，李桂超，万觉锋，张慧，王雅琪）

第十七章 胃癌术后辅助放疗

一、临床资料

（一）简要病史

患者，男性，44岁，因"胃癌术后2个月余，化疗2个周期后"就诊。患者2018年8月无明显诱因出现中腹部不适，伴轻度呃逆，无呕吐，无腹痛腹泻、黑便，食欲尚可，体重无明显下降。胃镜示：胃角溃疡浸润性病灶，2.0 cm×3.0 cm大小，病理活检：低分化腺癌（cT2N1）。胃增强CT扫描提示：胃体近胃角胃壁局灶性增厚强化，胃周小淋巴结，胸部和盆腔CT检查未见明显异常。血常规、肝肾功能无明显异常，肿瘤标志物正常。2018年9月行根治性远端胃大部切除术（D2，R0，毕Ⅱ式，残胃空肠吻合）。术中探查所见：肿瘤位于胃窦（溃疡型），约3.5 cm×2.5 cm大小，未浸润至浆膜外，幽门下和肝总动脉旁淋巴结肿大，淋巴结清扫范围：1贲门右、2贲门左、3胃小弯、4胃大弯、5幽门上、6幽门下、7胃左动脉旁、8肝总动脉旁、9腹腔动脉、10脾门、11脾动脉旁、12肝十二指肠韧带内。术后病理：肿瘤所在位置为胃角小弯，4 cm×2 cm×1 cm大小，中–低分化腺癌，浸润至浆膜层，脉管内癌栓（＋）、神经侵犯（＋），肿瘤距上切缘4 cm，距下切缘2.5 cm，标本上切缘（－），标本下切缘（－）。送检淋巴结（5/36）（转移数／淋巴结总数），其中胃小弯3枚转移，胃大弯2枚转移。LAUREN分型：肠型。术后病理分期pT4aN2M0，ⅢA期。术后行辅助化疗2个周期，方案为：奥沙利铂235 mg静脉滴注，d1，替吉奥60 mg口服，1天2次，d1~14，每3周为1个周期。现为行进一步治疗来放疗科就诊。

（二）相关检查

（1）体格检查：一般情况尚好，卡氏评分（KPS）90分，身高170 cm，体重68 kg，全身浅表淋巴结未扪及明显肿大。上腹部见10 cm左右手术瘢痕，愈合好，腹平软，全腹未扪及肿块，无明显压痛和反跳痛，肝、脾肋下未扪及。肛门指检未触及明显种植结节。

（2）术前基线胃增强CT：胃体近胃角处胃壁局灶性增厚强化，胃周小淋巴结，浆膜面光整。肝脏未见异常病灶，腹膜后未见肿大淋巴结，腹腔内未见积液。CT分期；cT2N1M0可能（图17-1）。

（3）术后腹部增强CT、胸部和盆腔CT未见明显复发转移。术后血常规、肝肾功能、肿瘤标志物无明显异常。

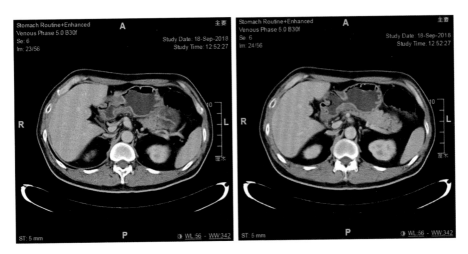

图17-1 术前基线胃增强CT

（三）诊断

胃癌术后pT4aN2M0，ⅢA期[美国癌症联合会（AJCC）/国际抗癌联盟（UICC）TNM分期2017版]。

二、体位及固定方式

定位前空腹或禁食3 h，患者仰卧位，多功能体板固定，CT定位前模拟机下观察患者膈肌运动度（作为呼吸运动幅度的替代指标，术后银夹或吻合口可见金属标记也可作为参考），根据本中心的前期研究结果呼吸动度<1 cm时行4D-CT扫描，呼吸动度>1 cm时行被动呼吸门控（passive breath gating，PBG）或光学体表追踪（Surface Guided Radiation Therapy，SGRT）技术控制呼吸运动扫描，扫描范围从隆突到第4腰椎，扫描层厚3 mm，静脉增强CT扫描辅助靶区勾画。

三、靶区勾画

（一）靶区勾画原则

靶区勾画见图17-2~图17-11（红色为CTV，绿色为PTV）。

CTV应包括吻合口（胃空肠吻合口）、淋巴结引流区。

根据本中心的胃癌复发模式，淋巴结引流区预防照射范围为高危复发区域，包括肝门、腹腔干周围、胰腺后方、肠系膜上动脉、腹主动脉旁淋巴引流区，胃周淋巴结区不常规包括在靶区内。

（二）放疗技术及剂量

采用调强放疗技术，处方剂量45 Gy/25 Fx，5周，周1至周5，qw×5次。

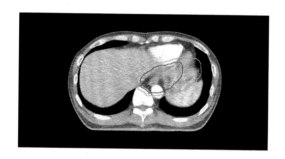

图17-2　CTV开始层面（吻合口上3 cm）
包括吻合口上的胃贲门。

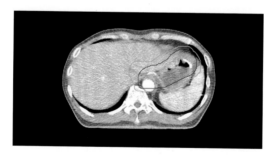

图17-3　吻合口层面
CTV包括胃空肠吻合口和肝十二指肠韧带（12站）
淋巴结和胃小弯（3站）淋巴结。

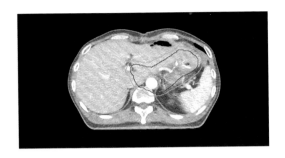

图17-4　肝门区层面

CTV包括吻合口和肝门、肝十二指肠韧带（12站）淋巴结。

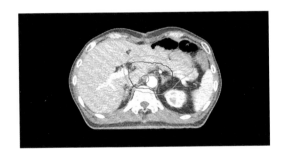

图17-5　胰腺层面

包括肝十二指肠韧带（12站）和胰腺后（13站）淋巴结和腹主动脉旁（16a站）。

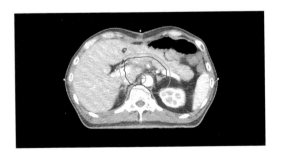

图17-6　胃左动脉层面

包括肝十二指肠韧带（12站）和胰腺后（13站）淋巴结和胃左（7站），腹主动脉旁（16a站）。

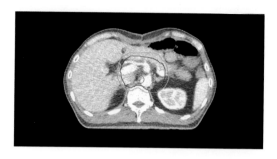

图17-7 肝总动脉层面

包括腹腔干（9站）、肝十二指肠韧带（12站）、胰腺后（13站）淋巴结和肝总（8站），腹主动脉旁（16a站）。

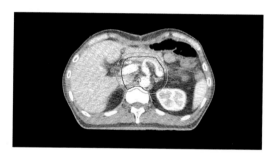

图17-8 腹腔干起始层面

包括腹腔干周围（9站）、肝十二指肠韧带（12站）、胰腺后（13站）淋巴结和腹主动脉旁（16a2站）。

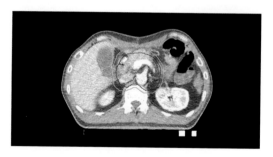

图17-9 肠系膜上动脉起始层面

包括肝十二指肠韧带（12站）、胰腺后（13站）、肠系膜上血管（14站）淋巴结和腹主动脉旁（16a站）。

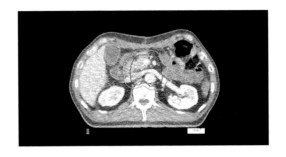

图17-10　肠系膜上动脉层面

包括胰腺后（13站）、肠系膜上血管（14站）、腹主动脉旁（16a2站）淋巴结。

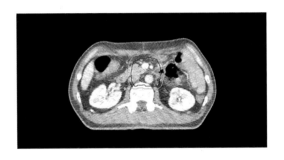

图17-11　左肾静脉下缘层面（CTV下界）

包括胰腺后（13站）、肠系膜上血管（14站）、腹主动脉旁（16a2站）淋巴结。

（三）正常组织限量

脊髓：最大剂量<45 Gy。

肝脏：30%体积接受剂量<30 Gy（V30<30%），平均剂量<21 Gy。

肾脏：50%双肾体积接受剂量<15 Gy（V15<50%），平均剂量<16 Gy。

小肠：最高剂量<45 Gy；V15<120 mL（基于小肠祥体积），V45<195 mL（基于整个腹腔）。

四、放疗同期化疗

同期替吉奥单药增敏，30 mg/m^2，bid，放疗日服用。

五、放疗期间注意事项

定期随访患者，评估患者的不良反应和营养状态，监测血常规和肝肾功能，及时处理不良反应，积极营养干预保证放疗顺利进行。

六、讨论

胃癌的D2根治术后放疗指征近些年颇具争议，韩国的ARTIST研究和欧洲的CRITICS研究均没有显示D2根治术后辅助放疗的获益，即使在淋巴结阳性患者。但是胃癌是异质性非常大的肿瘤，中国和日韩的肿瘤分期和手术质量存在明显差异，和欧美的治疗模式也存在差异，因此不能全盘否定术后辅助放疗，在有选择性的患者中仍然需要辅助放疗的参与，例如淋巴结清扫数目较少，淋巴结转移数量较多，手术质量不能保证的患者中辅助放疗联合全身治疗能为一些患者带来获益，当然需要中国更多自己的大型高质量的临床研究提供更高级别的证据。

术后放疗的靶区勾画范围需要同时考虑对局部区域的控制和放疗的毒性。因此，靶区勾画的原则应是在包含高危复发区域的同时尽可能地减少照射范围，降低放疗毒性。术后放疗照射野包含的范围依据D2根治术后肿瘤复发的部位。Chang在2017年分析了2 618例D2根治术后的胃癌患者的复发模式，其中63.1%为N0患者，中位随访7、8个月后，471例出现复发（18.0%），局部区域复发率为8.5%。其中N3、N1~2、N0的5年累计局部区域复发率为32.4%、12.3%和1.7%。腹膜转移最常见（279例），其次是局部区域（229例），局部70例。局部复发中吻合口复发最常见（70%，49/70）。区域复发中，16b1为最常见的复发区域，复发比率占10%以上的区域有9站、12站、13站、14站、16a2站、16b1站、16b2站。

2012年Chang回顾了382例D2或D3根治术的N3期患者，中位随访56.3个月，发现腹膜是最常见的复发部位（40.6%），27.5%出现区域复发，最常见的复发淋巴结区为16b站、16a站、12站、14站、13站和9站淋巴结，无论原发胃癌在哪个位置，16a和16b区为最常见的淋巴结复发区域。

本中心回顾性分析了2004—2015年间在复旦大学附属肿瘤医院行D2根治术的胃癌患者，129例出现区域复发，分析患者的复发模式。结果显示16b为最常见的区域复发部位，占51.2%，其次是16a占39.5%，13站、12站、9站和14站复发比率分别为36.4%、33.3%、28.7%和27.9%，16b站中72%为16b1的复发。多因素分析中显示与复发模式最相关的是N分期，而非肿瘤原发部位。以往靶区勾画推荐不同的原发灶部位，勾画不同的淋巴引流区，本研究显示不同原发灶部位，区域复发高危区均为16b站、16a站、13站、12站、9站和14站。在N0~1患者中，16a和16b的复发相对少见，16站的复发更常见于N2~3期患者。

鉴于本中心的研究数据，对于胃癌的术后放疗靶区勾画的高危复发区域为吻合口和肝门、腹腔干、肠系膜上动脉周围的淋巴引流区，对于N3的患者包含16b1区域。复发患者的基线特征分析显示，T3/4的比例明显高于T1/2，N3的比例也明显高于N1/2，总分期Ⅲ期的患者占复发总数的67%。因此结合本中心的数据，推荐复发高危的患者进行术后辅助放疗，如T3/4，N3，Ⅲ期，切缘不足2 cm，淋巴结清扫范围不足等。

参考文献

[1] Macdonald JS，Smalley SR，Benedetti J，et al. Chemoradiotherapy after surgery compared with surgery alone for adenocarcinoma of the stomach or gastroesophageal junction[J]. N Engl J Med，2001，345(10)：725-730.

[2] Smalley SR，Benedetti JK，Haller DG，et al. Updated analysis of SWOG-directed intergroup study 0116：a phase III trial of adjuvant radiochemotherapy versus observation after curative gastric cancer resection[J]. J Clin Oncol，2012，30(19)：2327-2333.

[3] Lee J，Lim DH，Kim S，et al. Phase III trial comparing capecitabine plus cisplatin versus capecitabine plus cisplatin with concurrent capecitabine radiotherapy in completely resected gastric cancer with D2 lymph node dissection：the ARTIST trial[J]. J Clin Oncol，2012，30(3)：268-273.

[4] Park SH，Sohn TS，Lee J，et al. Phase III Trial to Compare Adjuvant Chemotherapy With Capecitabine and Cisplatin Versus Concurrent Chemoradiotherapy in Gastric Cancer：Final Report of the Adjuvant Chemoradiotherapy in Stomach Tumors Trial，Including Survival and Subset Analyses[J]. J Clin Oncol，2015，33(28)：3130-3136.

[5] Cats A，Jansen EPM，van Grieken NCT，et al. Chemotherapy versus chemoradiotherapy after surgery and preoperative chemotherapy for resectable gastric cancer (CRITICS)：an international，open-label，randomised phase 3 trial[J]. Lancet Oncol，2018，19(5)：616-628.

[6] Park SH，Lim DH，Sohn TS，et al. A randomized phase III trial comparing adjuvant single-agent S1，S-1 with oxaliplatin，and postoperative chemoradiation with S-1 and oxaliplatin in patients with node-positive gastric cancer after D2 resection：the ARTIST 2 trial[J].Ann Oncol，2021,32(3):368-374.

[7] Smalley SR，Gunderson L，Tepper J，et al. Gastric surgical adjuvant radiotherapy consensus report：rationale and treatment implementation[J]. Int J Radiat Oncol Biol Phys，2002，52(2)：283-293.

[8] Nam H，Lim DH，Kim S，et al. A new suggestion for the radiation target volume after a subtotal gastrectomy in patients with stomach cancer[J]. Int J Radiat Oncol Biol Phys，2008，71(2)：448-455.

[9] Yi Y，Yu J，Li B，et al. Pattern of lymph node metastases and its implication in radiotherapeutic clinical target volume delineation of regional lymph node in patients with gastric carcinoma[J]. Radiother Oncol，2010，96(2)：223-230.

[10] Yoon HI，Chang JS，Lim JS，et al. Defining the target volume for post-operative radiotherapy after D2 dissection in gastric cancer by CT-based vessel-guided delineation[J]. Radiother

Oncol, 2013, 108(1): 72-77.

[11] Lim DH, Kim DY, Kang MK, et al. Patterns of failure in gastric carcinoma after D2 gastrectomy and chemoradiotherapy: a radiation oncologist's view[J]. Br J Cancer, 2004, 91(1): 11-17.

[12] Chang JS, Lim JS, Noh SH, et al. Patterns of regional recurrence after curative D2 resection for stage III (N3) gastric cancer: implications for postoperative radiotherapy[J]. Radiother Oncol, 2012, 104(3): 367-373.

[13] Yu JI, Lim DH, Ahn YC, et al. Effects of adjuvant radiotherapy on completely resected gastric cancer: A radiation oncologist's view of the ARTIST randomized phase III trial[J]. Radiother Oncol, 2015, 117(1): 171-177.

[14] Chang JS, Kim KH, Yoon HI, et al. Locoregional relapse after gastrectomy with D2 lymphadenectomy for gastric cancer[J]. Br J Surg, 2017, 104(7): 877-884.

[15] Yang W, Zhou M, Hu R, et al. Patterns of regional nodal relapse after D2 lymphadenectomy in gastric cancer: rethinking the target volume[J]. Onco Targets Ther, 2018, 11: 8015-8024.

靶区勾画视频

扫码在线观看靶区勾画视频

（章真，李桂超，万觉锋，张慧，王雅琪）

第八篇

直肠癌

第十八章　直肠癌新辅助放疗

一、临床资料

患者，男性，47岁，1个多月前无明显诱因下出现黏液血便，每日1~2次，量50~100 mL，伴里急后重，查癌胚抗原（carcino-embryonic antigen，CEA）为6.59 ng/mL；肠镜提示距肛3 cm占位，病理提示：腺癌。直肠磁共振成像（MRI）提示：距肛门约3.2 cm直肠肿块，长约3.3 cm，直肠周围及骶前见多发肿大及异常强化淋巴结影，另右侧髂外血管旁见强化淋巴结（图18-1）。MRI分期：T3aN2b，MRF（+），EMVI（+）。胸腹部CT未见明显异常。肛指检查提示：距肛3 cm直肠可触及肿块，绕肠周1圈，质地硬，有指套染血。美国东部肿瘤协作组（ECOG）体力状态评分0分，浅表淋巴结未触及明显肿大。现为进一步诊治收入放疗中心。

二、体位及固定方式

患者采取仰卧位，B枕，脚垫固定，定位CT扫描范围为L3至会阴下缘。

三、靶区勾画及剂量

靶区勾画见图18-2~图18-9（红色划线区域为CTV，绿色划线区域为PTV）。

（一）靶区勾画原则

CTV：直肠肿瘤及盆腔淋巴引流区（表18-1）。
PTV：PTV的确定主要依据各单位的摆位误差大小。

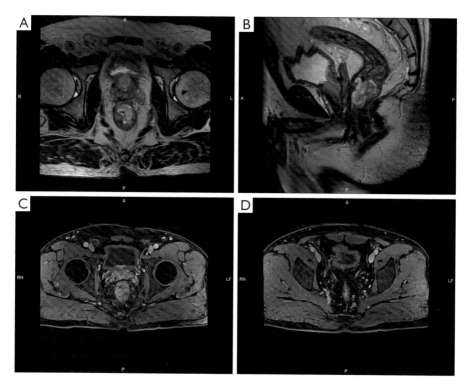

图18-1 患者直肠MRI图像

（A）T2横断位；（B）T2矢状位；（C~D）T1增强横断位。

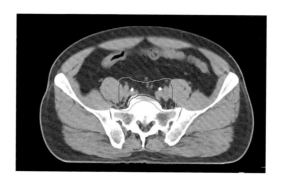

图18-2 CTV上界层面

包含骶前区、髂内淋巴引流区。CTV上界在髂总动脉分为髂内、髂外动脉处，大约在腰5椎体下缘骶1椎体上缘水平；后界沿椎体皮质；前界在锥体前1~1.5 cm；两侧界沿腰大肌内侧缘，包括双侧髂血管周围7 mm。

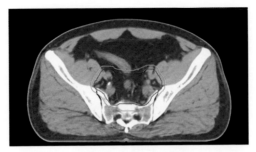

图18-3 骶1水平层面

包括骶前区、髂内淋巴引流区。CTV后界沿骶骨皮质，包括骶孔；前界在骶前2 cm左右，包含所有可疑淋巴结；两侧界沿髂腰肌内侧缘，包括双侧髂内血管周围7 mm。

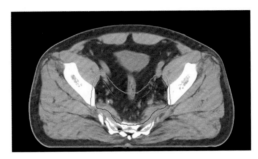

图18-4 梨状肌起始部位（骶3水平）层面

包括骶前区、髂内淋巴引流区、直肠系膜区。CTV后界沿骶骨皮质；两侧界沿髂骨和梨状肌侧缘，包括双侧髂内血管周围7 mm。

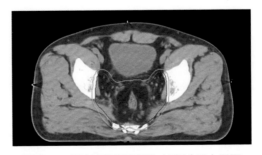

图18-5 闭孔动脉起始部位（骶4水平）层面

包括骶前区、髂内淋巴引流区、直肠系膜区、闭孔淋巴引流区。CTV后界沿骶骨皮质；两侧界沿髂骨和梨状肌内侧缘。

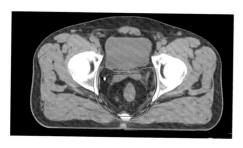

图18-6 骶5水平层面

包括骶前区、髂内淋巴引流区、闭孔淋巴引流区、直肠系膜区。CTV后界沿骶骨皮质；前界男性为精囊腺后缘前方1 cm，女性为子宫后壁前方1 cm；两侧界沿髂骨和臀大肌内侧缘。

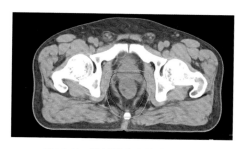

图18-7 耻骨联合上缘水平层面

包括骶前区、直肠系膜区。此处闭孔内肌与中线器官（前列腺）融合，闭孔区及髂内淋巴引流区勾画结束。CTV后界沿尾骨皮质；前界男性为前列腺后缘，女性为阴道后壁；两侧界沿肛提肌内侧缘。

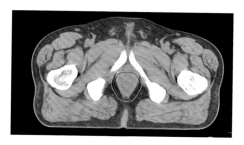

图18-8 耻骨联合下缘水平层面

包括肛门括约肌复合体。尾骨消失，不再勾画骶前区；系膜区消失，不再勾画直肠系膜区。CTV前界为尿道后缘，两侧界为肛门外括约肌外侧缘。不常规包括坐骨直肠窝。

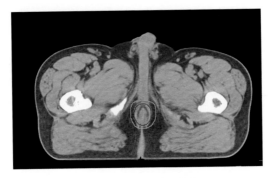

图18-9 CTV下界层面

在肿瘤下缘2 cm处，CTV包括肛门区域。

表18-1 根据T/N分期和位置的直肠癌术前放疗CTV淋巴引流区域勾画

	骶前区	直肠系膜区	髂内淋巴引流区	闭孔淋巴引流区	髂外淋巴引流区
cT3N0，MRF-	+	+	+		
任何 T，直肠系膜 / 骶前 / 髂内淋巴结转移	+	+	+	+	
任何 T，闭孔淋巴结转移 /cT4b	+	+	+	+	
任何 T，髂外淋巴结转移	+	+	+	+	+

（二）放疗技术及剂量

采用调强放疗技术，处方剂量：50 Gy/25 Fx。

（三）正常组织限量

（1）膀胱：超过40 Gy的膀胱容积<40%；超过45 Gy的膀胱容积<15%，平均剂量<35 Gy。

（2）股骨头：超过40 Gy的股骨头容积<40%；超过45 Gy的股骨头容积<25%，平均剂量<30 Gy。

（3）小肠：超过35 Gy的小肠容积<180 mL；超过40 Gy的小肠容积<100 mL；超过45 Gy的小肠容积<65 mL。

四、同期化疗

（1）卡培他滨（625 mg/m²，bid，放疗同期，周一至周五）联合伊立替康（UGT1A1基因表型*28位点6/6野生型，且*6位点GG野生型，剂量为

80 mg/（m².周）；*28位点6/7杂合突变型，或*6位点GA杂合突变型，剂量为65 mg/（m².周）；*28位点6/7杂合突变型，且*6位点GA杂合突变型，剂量为50 mg/（m².周）；*28位点7/7纯合突变型，或*6位点AA纯合突变型，不使用伊立替康）。

（2）卡培他滨单药（825 mg/m²，bid，放疗同期，周一至周五，qw）。

五、讨论

结直肠癌是世界最常见的恶性肿瘤之一，发病率和病死率均在世界前列。约1/3的结直肠癌发生在直肠，其中36%的患者初诊时即为Ⅲ期。由于直肠处于锥形骨性盆腔内，手术后局部复发是早期直肠癌患者治疗失败的重要因素。虽然全直肠系膜切除术（total mesorectal excision，TME）的广泛推行明显降低了局部复发率，但是对于局部晚期[T3~4和（或）N+M0]的直肠癌患者，由于肿瘤浸润和淋巴结转移情况更为严重，局部复发率仍然居高不下（45%~65%）。

对于局部晚期直肠癌患者，早期多项临床试验结果显示术后放化疗能明显降低复发率，故20世纪90年代确立了TME手术联合术后放化疗的治疗地位。术后放疗的剂量为45 Gy，1.8 Gy/次，后期缩野加量5~9 Gy，同期应用以5-Fu为基础的化疗药物。

随着影像技术的发展，局部晚期直肠癌的治疗模式也不断演变。21世纪初，以CAO/ARO/AIO 94、NSABP R-03、MRC CR07研究为代表的多项大型临床试验显示，在术前进行放化疗，比术后放化疗局部复发率更低，奠定了局部晚期直肠癌进行新辅助放化疗的基础。另外，EORTC 22921、FFCD 9203研究证实对比术前单纯放疗，以5-Fu为基础的术前放化疗的局部复发率更低。因此，对于局部晚期直肠癌，以5-Fu或卡培他滨为基础的新辅助放化疗联合TME手术是目前美国国家综合癌症网络（NCCN）指南中的标准治疗模式。复旦大学附属肿瘤医院新辅助放疗的剂量是50 Gy，2 Gy/次。

新辅助放化疗的优点包括：①降低术后局部复发率；②肿瘤血管未受到手术的破坏，对放疗更加敏感；③小肠未下坠到盆腔，消化道毒性低；④原本难以完全切除的肿块经放疗后缩小，可提高切除率；⑤可能增加保肛率，进而提高生活质量；⑥术后腹腔粘连，术前放疗比术后放疗不良反应小。但同时也可能带来cT1~2N0肿瘤过度分期、放化疗抵抗肿瘤手术时机错失、增加手术难度（术中出血、分离困难、术后吻合口瘘）等不良风险。

然而，上述新辅助放化疗方案的局部复发控制率（10%左右）也达到了瓶颈期，远处转移成了治疗失败的主要模式，总体生存无改善。为了获得更好的疗效，研究者致力于探索5-Fu或卡培他滨之外的放疗同期增敏药物。比如奥沙利铂，是结直肠癌常见化疗药物，已在多项临床试验（STAR-01、ACCORD

12/0405、CAO/ARO/AIO-04、NSABP R-04、PETCC-6）进行了尝试，结果显示奥沙利铂的加入非但不增加疗效，反而增加毒性，故也没有被纳入NCCN治疗指南中。而伊立替康，另一种结直肠癌常见化疗药物，由于其TOP I 抑制剂的特性，近年来也进入研究者的视野。复旦大学附属肿瘤医院放疗科章真、朱骥教授课题组的Cinclare临床试验初步结果证实，伊立替康+卡培他滨联合放疗组的病理性完全缓解（pathologic complete response，pCR）率显著提高（可达近35%），而腹泻、中性粒细胞减少等相关不良反应在早期干预下都能得到较好的控制，其复发转移生存数据有待进一步随访。

为了进一步控制远处转移、提升总体生存，近年来，研究者尝试将辅助化疗提前至术前进行，即增加新辅助放化疗前、新辅助放化疗与手术间隔期的化疗次数，也取得了很高的pCR率。更进一步，非手术的"观察—等待"（Watch-and-wait）治疗策略和全程新辅助治疗（total neoadjuvant therapy，TNT）方案也成了热点，为局部晚期直肠癌患者尽可能地保全器官功能、提高生活质量、控制局部复发、延长生存时间带来希望。

参考文献

[1] Taylor A，Rockall AG，Reznek RH，et al. Mapping pelvic lymph nodes: guidelines for delineation in intensity-modulated radiotherapy[J]. Int J Radiat Oncol Biol Phys，2005，63(5): 1604-1612.

[2] Kim JY，Kim DY，Kim TH，et al. Intensity-modulated radiotherapy with a belly board for rectal cancer[J]. Int J Colorectal Dis，2007，22(4): 373-379.

[3] Zhu J，Liu A，Sun X，et al. Multicenter，Randomized，Phase III Trial of Neoadjuvant Chemoradiation With Capecitabine and Irinotecan Guided by UGT1A1 Status in Patients With Locally Advanced Rectal Cancer[J]. J Clin Oncol，2020，38(36): 4231-4239.

靶区勾画视频

扫码在线观看靶区勾画视频

（朱骥，杨立峰，申丽君，石薇，王雅琪，张敬）

第十九章　肛管鳞癌根治性放疗

一、临床资料

患者，男性，73岁，因大便带血半年就诊。肠镜检查：距肛缘2 cm有一直肠肿块，病理活检提示：鳞状细胞癌。磁共振成像（MRI）检查：直肠肛管占位，累及2/3肠圈，病灶周围肠壁稍毛糙，系膜内见数枚异常强化小淋巴结影；右侧腹股沟稍大淋巴结（图19-1）。胸腹部电子计算机断层扫描（CT）

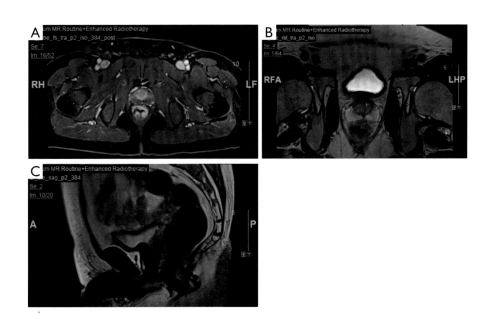

图19-1　MRI图像上肿瘤示意图
（A）T1加权；（B）T2加权横断位；（C）T2加权矢状位。

未见明显异常。右侧腹股沟穿刺：见异形鳞状细胞，倾向鳞状细胞癌。体格检查：胸腹部未扪及明显异常，右侧腹股沟扪及一枚肿大淋巴结，约1 cm大小，质硬，活动可；肛门指检：距肛缘2 cm直肠肛管占位，后壁为主，质硬，指套染血。肿瘤标志物：鳞状细胞癌抗原（squamous cell carcinoma，SCC）（－），癌胚抗原（CEA）（－）。

二、体位及固定方式

患者取仰卧位固定，也可以俯卧位，但摆位重复性差，且无法对腹股沟采用电子线照射。膀胱充盈状态，空虚时重复性好，而充盈时可减少肠道照射；怀疑腹股沟淋巴结转移时需穿刺活检。

三、靶区勾画及剂量

（一）靶区勾画原则

靶区勾画见图19-2~图19-8。

区域淋巴结：影像学、活检证实的淋巴结，包括任何可疑的淋巴结转移灶（即使未行活检证实）。

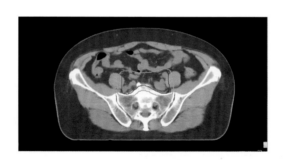

图19-2　CTV上界层面

包含骶前区、髂内淋巴引流区、髂外淋巴结引流区。CTV上界在髂总动脉分为髂内、髂外动脉处或骶岬水平；后界沿骶骨前缘；前界在骶骨前1~1.5 cm；两侧界沿腰大肌内侧缘，包括双侧髂内、髂外血管。

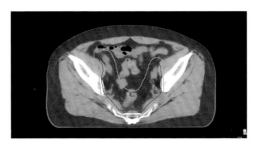

图19-3 骶髂关节下缘层面
包括骶前区、髂内淋巴引流区、髂外淋巴结引流区、直肠系膜区。CTV后界沿骶骨皮质；两侧界沿髂骨和梨状肌侧缘，包括双侧髂内、髂外血管周围7 mm。

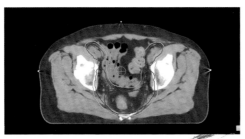

图19-4 闭孔动脉起始部位（股骨头顶）层面
包括骶前区、髂内淋巴引流区、髂外淋巴结引流区、直肠系膜区、闭孔淋巴引流区。CTV后界沿骶骨皮质；两侧界沿髂骨和梨状肌侧缘，包括双侧髂内、髂外血管周围7 mm。本层同时为原发病灶上2 cm，即原发灶加量上界层面。

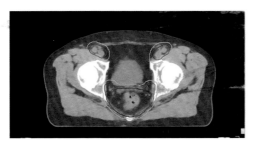

图19-5 髂外血管出盆层面
包括骶前区、直肠系膜区、髂内淋巴结引流区、腹股沟淋巴引流区。其中闭孔淋巴结引流区、腹股沟淋巴结引流区应至少外放7 mm，并包括可见淋巴结。

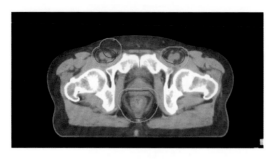

图19-6　耻骨联合层面

包括骶前区、直肠系膜区、腹股沟淋巴结引流区。
原发灶CTV后界沿尾骨皮质；前界男性为前列腺后
缘，女性为阴道后壁；两侧界沿肛提肌内侧缘。

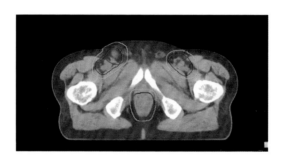

图19-7　耻骨联合下缘水平层面

包括肛门括约肌复合体、腹股沟淋巴引流区。尾骨
消失，不再勾画骶前区；系膜区消失，不再勾画直
肠系膜区。原发灶CTV前界为尿道后缘，两侧界为
肛门外括约肌外侧缘。

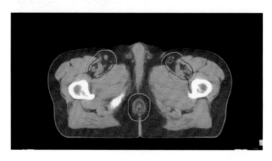

图19-8　CTV下界层面，原发灶加量下界层面

包括肛缘、腹股沟淋巴引流区。

1. CTV

CTV包括肛管肿瘤、直肠系膜区、骶前区、闭孔淋巴引流区、髂内外淋巴引流区、腹股沟淋巴引流区；对于髂淋巴引流区的勾画，应包括髂血管外0.7 cm边界（除外骨），任何邻近的小淋巴结应包括在内。CTV-BOOST，即加量区，通常上界位于骶髂关节下缘（如距离骶髂关节下缘2 cm以内仍有可疑淋巴结，则适当增加上界位置），包括肛管肿瘤、直肠系膜区、骶前区、闭孔淋巴引流区、髂内淋巴引流区，若髂外淋巴引流区或腹股沟淋巴引流区有可疑阳性淋巴结，再予以相应区域进行加量。

2. PTV

依据摆位精确性、影像验证的频率、IGRT的使用等情况，应在CTV外加0.5~1 cm范围。

（二）放疗技术与剂量

采用调强放疗技术：
PTV：40 Gy/20 Fx。
PTV-BOOST：
T1N0：45~50 Gy（可考虑同期加量）。
T2N0：50~56 Gy（序贯加量）。
T3~4和/或N+：56~60 Gy（序贯加量）。

四、综合治疗

同期化疗：顺铂25 mg/m²，d1~3+卡培他滨1 000 mg/m²，bid，d1~14，q3w。

五、讨论

肛管鳞状细胞癌是一种罕见疾病，仅占消化道肿瘤的1%~2%，结直肠和肛门肿瘤的2%~4%，年发病率为0.1/10 000，女性的发病率较高并有升高的趋势。肛管鳞状细胞癌的发生发展与人乳头瘤病毒（human papillomavirus，HPV）的感染密切相关，有80%~85%的患者感染此病毒（以HPV16和HPV18亚型为主），也是肛门上皮内瘤变（anal intraepithelial neoplasia，AIN）的重要病因。高危性行为和过多性伴侣会增加男性和女性持续感染HPV的风险，从而导致恶性肿瘤的发生。其他重要的危险因素包括感染人类免疫缺陷病毒（human immunodeficiency virus，HIV）、移植受体的免疫抑制、长期使用免疫抑制剂如皮质类固醇、存在其他HPV相关肿瘤的病史、自身免疫性疾病以及吸烟等。及早发现HPV病毒感染并处理癌前病变有利于肿瘤的筛查和预防。最新的研究显示，预防性接种四价的HPV疫苗（针对HPV 6型、11型、16型、18型）可以预防高达80%的肛管癌发生。

肛管鳞状细胞癌以便血为主要表现，但是常常误以为是痔疮引起的出血而被忽视，从而延迟诊断。其他的表现包括肛周肿块、难以愈合的溃疡、疼痛、出血、瘙痒、分泌物、大便失禁和瘘管等。诊断肛管鳞状细胞癌需要病理组织学的确诊。不同部位的肿瘤通常有不同的生物学特性：肛周的肿瘤通常分化较好，男性多发；而肛管肿瘤分化较差，在女性中更常见。

肛管鳞状细胞癌发生淋巴结转移的比例为30%~40%，全身转移并不常见，初诊时即发生盆腔外远处转移患者的比例仅有5%~8%。由于肛管鳞状细胞癌的自然病程相对较缓慢，远处转移率较低，局部治疗是首选的治疗方式。

局部治疗的主要目标是维持良好的局部控制，保持肛门功能，达到治愈的目的，并提供最佳的生活质量，其治疗原则与直肠下段的腺癌有明显的差异。以5-氟尿嘧啶（5-Fluorouracil，5-FU）为基础的放化疗联合其他细胞毒药物[主要是丝裂霉素-C（Mitomycin C，MMC）]的治疗模式是目前的标准治疗模式，约有80%~90%接受同期放化疗（chemo-radiotherapy，CRT）的患者可以完全缓解（complete remission，CR），局部失败率约为15%。联合放疗科、化疗科、外科、放射诊断科和病理科的多学科治疗是非常有必要的，手术通常作为挽救治疗。

尽管没有单独的随机对照试验（randomized controlled trial，RCT）直接比较手术与CRT的疗效，但是来自多个II期研究和病例报道的证据都支持以CRT作为肛管癌患者的根治性治疗，随后的随机对照试验也确定了最佳治疗方案。基于多个II期研究和6个III期随机试验的结果（EORTC 22861，UKCCCR ACT I，RTOG 87-04，RTOG 98-11，ACCORD-03，CRUK ACT II），建议使用5-FU与MMC联合放疗，而不是5-FU和顺铂、MMC和顺铂、任何单药或三种药物的任意组合。欧洲的RCT结果表明同期CRT的疗效优于单纯放疗。RTOG的III期研究将5-FU与5-FU和MMC联合放疗（中位剂量48 Gy，无治疗间隔）进行了比较，对反应较差的患者进行9 Gy的加量，证实了MMC和5-FU联合化疗的疗效。

之后的RCT探索的是顺铂替代MMC与5-FU联合放疗的作用。这些研究的结果表明：与MMC相比，顺铂联合5-FU和放疗并未改善CR率或局部控制率，而且不会降低总体的治疗毒性（但骨髓毒性降低）；其次，新辅助化疗并不能改善局部或远处控制，患者的无结肠造口生存（CFS）反而更差，后续的结果显示局部控制和无病生存期（disease-free survival，DFS）也更差。所以在临床试验之外不建议给予新辅助化疗。并且，CRT后的维持或巩固化疗并未改善局部控制、DFS或总体生存。但值得注意的是，早期试验中使用2个月作为治疗周期，目的是允许肿瘤退缩以及恢复急性盆腔毒性，但现已被弃用。尽管没有RCT的证据，但来自Ⅱ期研究结果和直肠癌RCT结果的外推数据表明，卡培他滨可作为5-FU的替代方案。

早期尚未确定根治性CRT为标准治疗模式时，除了适合局部切除的肿瘤外。建议所有的患者都行腹会阴联合切除术（abdominalperineal resection，APR）。但是初治APR的患者有多达半数的病例会发生局部复发，5年的生存率仅为50%~70%。所以，现在只建议对已经接受过骨盆区域照射的初治患者实施APR。目前尚不推荐局部切除。所有局部切除的患者，不论切除范围，建议都应进行多学科讨论，以决定是否再切除或是补充根治性CRT。对于局部持续存在、进展或复发的患者应考虑进行挽救手术。由于肛管癌挽救手术的会阴切除比直肠癌更广泛，并且手术区域曾接受过严重照射。因此，术后并发症，特别是会阴伤口发生并发症的风险很大，建议用肌皮瓣进行会阴部重建，可能会降低并发症的发生率。持续或进展的腹股沟淋巴结转移应考虑行根治性腹股沟切除术和术前或术后放疗。大约60%的病例行挽救手术后可以达到良好的局部盆腔控制，5年总生存率为30%~60%。

8周治疗后即完全缓解的患者应每3~6个月评估，持续2年，以后每6~12个月评估，至第5年，临床检查包括DRE和腹股沟淋巴结的触诊。ACT Ⅱ研究的数据表明，3年后的复发率很低（<1%）。因此，在此之后不推荐进行更高强度的影像学随访。

尽管肛管癌患者的疾病进程缓慢，但仍然有大约10%~20%的患者会发生远处转移。最常见的转移部位是主动脉旁淋巴结、肝脏、肺部和皮肤，这些部位的转移通常出现相对较晚，并且发生在治疗后肿瘤持续存在或疾病复发的情况下。远处转移的患者预后较差，只有10%的患者存活超过2年，但仍旧有长期存活的患者。对于小的或者是寡转移患者，应通过多学科诊疗（MDT）进一步讨论是否可行手术或CRT。目前尚未确立标准的化疗方案。化疗药物的选择受到初始CRT方案中使用过的药物的影响，而且疗效有限。不适合手术的复发或转移患者应考虑化疗，通常使用顺铂和5-FU联合治疗，也有报道使用卡铂、多柔比星、紫杉醇、伊立替康和（或）西妥昔单抗进行治疗，或这些药物联合使用进行治疗。远处转移的患者很少达到CR，肿瘤退缩的持续时间也较短。

参考文献

[1] Jemal A，Simard EP，Dorell C，et al. Annual Report to the Nation on the Status of Cancer，1975-2009，featuring the burden and trends in human papillomavirus(HPV)-associated cancers and HPV vaccination coverage levels[J]. J Natl Cancer Inst，2013，105(3)：175-201.

[2] Palefsky JM，Giuliano AR，Goldstone S，et al. HPV vaccine against anal HPV infection and

anal intraepithelial neoplasia[J]. N Engl J Med, 2011, 365(17): 1576-1585.

[3] Bartelink H, Roelofsen F, Eschwege F, et al. Concomitant radiotherapy and chemotherapy is superior to radiotherapy alone in the treatment of locally advanced anal cancer: results of a phase III randomized trial of the European Organization for Research and Treatment of Cancer Radiotherapy and Gastrointestinal Cooperative Groups[J]. J Clin Oncol, 1997, 15(5): 2040-2049.

[4] Epidermoid anal cancer: results from the UKCCCR randomised trial of radiotherapy alone versus radiotherapy, 5-fluorouracil, and mitomycin. UKCCCR Anal Cancer Trial Working Party. UK Co-ordinating Committee on Cancer Research[J]. Lancet, 1996, 348(9034): 1049-1054.

[5] Ajani JA, Winter KA, Gunderson LL, et al. Fluorouracil, mitomycin, and radiotherapy vs fluorouracil, cisplatin, and radiotherapy for carcinoma of the anal canal: a randomized controlled trial[J]. JAMA, 2008, 299(16): 1914-1921.

[6] Flam M, John M, Pajak TF, et al. Role of mitomycin in combination with fluorouracil and radiotherapy, and of salvage chemoradiation in the definitive nonsurgical treatment of epidermoid carcinoma of the anal canal: results of a phase III randomized intergroup study[J]. J Clin Oncol, 1996, 14(9): 2527 2539.

[7] Peiffert D, Tournier-Rangeard L, Gérard JP, et al. Induction chemotherapy and dose intensification of the radiation boost in locally advanced anal canal carcinoma: final analysis of the randomized UNICANCER ACCORD 03 trial[J]. J Clin Oncol, 2012, 30(16): 1941-1948.

[8] James RD, Glynne-Jones R, Meadows HM, et al. Mitomycin or cisplatin chemoradiation with or without maintenance chemotherapy for treatment of squamous-cell carcinoma of the anus (ACT II): a randomised, phase 3, open-label, 2 × 2 factorial trial[J]. Lancet Oncol, 2013, 14(6): 516-524.

靶区勾画视频

扫码在线观看靶区勾画视频

（朱骥，杨立峰，申丽君，石薇，王靖雯，范进）

第九篇

乳腺癌

第二十章　乳腺癌改良根治术后辅助放疗

一、临床资料

（一）简要病史

患者，女性，40岁，2018年5月自觉左乳肿块，无皮肤红肿疼痛，无乳头溢液等，至复旦大学附属肿瘤医院就诊。基线体检：扪及左乳肿块大小为6 cm×6 cm，乳头凹陷，左腋下可触及固定淋巴结大小为4 cm×3 cm，双侧锁骨上淋巴结（－）。超声检查提示双乳小叶增生，左乳外上囊实性占位[乳腺影像报告和数据系统（BI-RADS）分级：5级，恶性肿瘤可能]；右乳上方实质结节（BI-RADS：3级，纤维腺瘤可能）；左侧腋下多发实质结节（淋巴结转移可能）；双侧锁骨上、右侧腋下淋巴结未探及，肝脏、脾脏、胆囊、胰腺、两侧肾脏、两侧肾上腺、两侧附件区、盆腔均未见明显占位病灶。乳腺磁共振成像（MRI）提示：左乳外上象限肿块，周围及左乳前部数枚簇环样强化（符合MT，BI-RADS：5级），如图20-1所示。左腋下肿大淋巴结，考虑转移。右乳

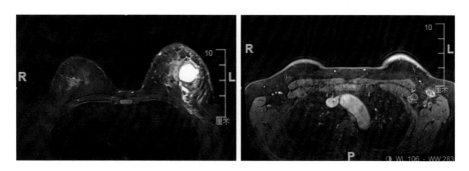

图20-1　患者初诊时乳腺MRI

外上象限小肿块BI-RADS：3级，考虑良性病变，随访。肿瘤标志物：CA125、CA153、CA199、AFP、CEA均在正常范围内。左乳肿块空芯针穿刺提示：左乳浸润性癌。雌激素受体（estrogen receptor，ER）（+，80%，中等），孕激素受体（progesterone receptor，PR）（+，20%，弱），人表皮生长因子受体（human epidermal growth factor receptor 2，HER2）（3+），Ki-67（+，25%），FISH（+）；左腋下肿块细针穿刺见癌细胞，倾向腺癌。2018年6月7日起行ddEC方案4疗程作为新辅助化疗，具体方案：表阿霉素145 mg d1+环磷酰胺0.95 g d1，q14d。4疗程后疗效评价：病情稳定（stable disease，SD）。2018年8月30日再次行乳腺肿块空心针穿刺提示：左乳少量浸润性癌，周围见个别导管原位癌，伴间质炎细胞浸润，符合新辅助治疗后改变。免疫组化结果：浸润性癌，ER（+，80%，强）；HER2（+++），Ki-67（10%）。继续行wPH方案12周化疗，具体方案为：紫杉醇140 mg d1+曲妥珠单抗126 mg d1，qw，再次疗效评价：部分缓解（PR）。末次化疗时间为2018年11月2日。乳腺MRI提示：左乳肿块较前缩小，左侧腋下淋巴结较前缩小（图20-2）。2018年11月28日于本院行左乳癌改良根治术。术后病理提示：浸润性导管癌，不能分级，脉管侵犯（-）；肿瘤细胞胞核增大或呈奇异型，肿瘤细胞空泡化、肿瘤细胞胞浆嗜酸性变，间质纤维化、淋巴细胞浸润、钙化形成非肿瘤性；乳腺组织TDLU基底膜或小叶硬化，切缘（-）。新辅助治疗后反应分级（MILLER-PAYNE分级系统）4级（≥90%）；淋巴结转移总计1/20（阳性淋巴结/淋巴结总数）。瘤细胞雌激素、孕激素、受体检测提示：ER（+，60%，中等-强），PR（-），HER2（2+），CK5/6（-），Ki-67（+，<10%）；HER2基因状态（+），有扩增。拟行术后放疗收治入院。个人史：患者已婚已育，未绝经。既往史：否认高血压、糖尿病、心脏病、肝炎及过敏史。否认手术外伤史。

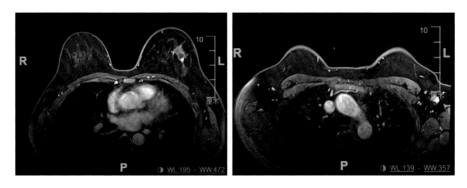

图20-2　患者新辅助化疗后乳腺MRI

（二）相关检查

体格检查：美国东部肿瘤协作组（ECOG）体力状态评分1分，身高156 cm，体重63 kg。左乳改良根治术后改变，左侧胸壁、右乳（－），双腋下及锁骨上淋巴结（－）。

（三）诊断

左侧乳腺癌新辅助化疗后改良根治术后（cT3N2M0，ypT1N1M0，ypⅡA期）。

二、体位及固定方式

患者取仰卧位，采用乳腺托架或者多功能体板固定，双手上举放至于臂托上（通常成120°），头位于正中或头偏健侧，下颌略上扬，避免颈部出现皮肤皱褶。在CT扫描之前，用不透射线的线圈线段或点标记临床可见的手术瘢痕，CT扫描层厚5 mm。CT扫描范围自颅底全胸廓下缘。

三、靶区勾画

（一）肿瘤靶区的勾画原则

靶区勾画见图20-3~图20-6。

胸壁CTV（CTV_CW）：参考临床标记及以下的解剖边界，胸壁瘢痕应该完全包括在胸壁CTV内，但引流管瘢痕位置不强制包括，具体参考如下。

（1）上界：锁骨头下缘或者参考临床标记及对侧乳腺上缘。

（2）下界：参考对侧乳腺皱褶。

（3）内界：不超过胸骨旁。

（4）外界：参考临床标记及对侧乳腺外侧界，一般不超过腋中线水平。

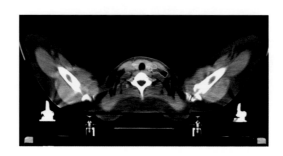

图20-3　锁骨区域上界：环状软骨下缘

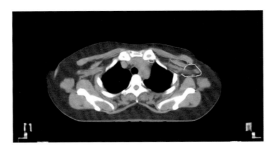

图20-4　区域淋巴结勾画（1）

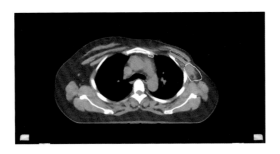

图20-5　区域淋巴结勾画（2）

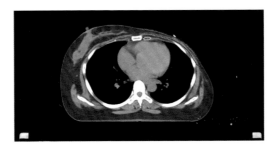

图20-6　胸壁勾画

（5）前界：皮肤。

（6）后界：不包括肋骨，肋间肌，胸大肌（除外T4a，T4c）。

胸壁PTV：根据本中心经验，在CTV_CW上外扩0.5 cm。

（二）区域淋巴结的勾画原则

腋窝Ⅰ~Ⅲ组淋巴结（CTVn_L1、CTVn_L2、CTVn_L3）、锁骨上淋巴结（CTVn_SCN）、内乳淋巴结（CTVn_IMN）、胸肌间淋巴结（CTVn_INT）

的勾画，根据复旦肿瘤乳腺癌靶区勾画共识，勾画范围见表20-1，PTV为CTV外放0.5 cm。

表20-1　乳腺区域淋巴结勾画范围

边界	CTVn_SCN	CTVn_INT	CTVn_IMN	CTVn_L1	CTVn_L2	CTVn_L3
上	环状软骨下缘	腋动脉上缘（腋静脉上5 mm）	与锁骨上（CTVn_SCN）下界衔接	腋静脉上缘5 mm，最高不超过肱骨头下缘1 cm	腋动脉上缘（腋静脉上5 mm）	锁骨下动脉上缘（锁骨下静脉上5 mm）
下	颈内静脉与锁骨下静脉结合处	CTVn_L2下缘	第4前肋上缘	第4肋侧缘（腋中线水平），包括前哨淋巴结术后改变	胸小肌下缘	锁骨下静脉下5 mm
前	胸锁乳突肌/锁骨内侧	胸大肌	内乳血管的前缘	胸大肌/胸小肌	胸小肌后方	胸大肌
后	斜角肌前缘	胸小肌	胸膜	上：胸背血管水平；下：背阔肌与肋间肌连线或三角肌与肋间肌连线	腋静脉后方5 mm或肋骨肋间肌前方	腋静脉后方5 mm或肋骨肋间肌前方
内	包括颈内静脉（除外甲状腺及颈总动脉）	胸小肌内侧缘	内乳血管内侧5 mm（第1肋间隙以上为内乳动脉）	腋窝第2组（CTVn_L2）；胸壁	胸小肌内侧缘	锁骨下静脉与颈内静脉结合处
外	上：胸锁乳突肌；下：第1肋锁骨结合处	胸小肌外侧缘	内乳血管外侧5 mm（第1肋间隙以上为内乳动脉）	上：胸大肌与三角肌连线；下：胸大肌与背阔肌连线	胸小肌外侧缘	胸小肌内侧缘

（三）放疗技术及剂量

采用调强放疗技术，该患者术后放疗范围：胸壁+锁骨上区+残留腋窝（包括胸肌间淋巴结、Ⅲ组和未清扫Ⅱ组淋巴结）+内乳淋巴引流区，剂量50 Gy/25 Fx。

（四）正常组织勾画及剂量限制

正常组织勾画及剂量限制见表20-2。

表20-2　正常组织勾画范围及剂量限制

危及器官	勾画原则	剂量限制
心脏	心底部至心脏与大血管交界处	Dmean <2 Gy（右侧） Dmean <8 Gy（左侧）
同侧肺部	除外气管和主支气管	V5<50% V10<40% V20<30%~35%
对侧肺部	除外气管和主支气管	V2.5<10%
脊髓	枕骨大孔下方至气管隆突水平	Dmax<40 Gy
气管	环状软骨下至隆突水平	Dmean<25 Gy
肱骨头	同侧	Dmean<25 Gy
甲状腺	双侧	Dmax<50 Gy
臂丛	同侧	Dmax<60 Gy

Dmean，平均剂量；Dmax，最高剂量。

四、讨论

（一）全乳切除术后放疗

1. 全乳切除术后放疗指征

全乳切除术后放疗可以使复发高危的患者5年局部区域复发率降低到原来的1/4~1/3。根据2019年中国抗癌协会乳腺癌诊治指南，全乳切除术后符合下列高危复发因素之一，建议行术后放疗：①原发肿瘤最大直径≥5 cm，或肿瘤侵及乳腺皮肤、胸壁；②腋窝淋巴结转移≥4枚；③淋巴结转移1~3枚T1~T2期患者。现有证据支持术后放疗可降低局部复发率，任何部位的复发及乳腺癌相关死亡，然而对低危亚组需权衡放疗获益和风险。对于低危亚组，术后放疗可能在包含以下高危因素的患者中更有意义：年龄≤40岁，腋窝淋巴结清扫数目<10枚时转移比例>20%，激素受体阴性，HER2过表达，组织学分级高以及脉管阳性等。而对于同时存在多个低危复发的因素的患者，如老年，肿瘤大小为T1，脉管癌栓阴性，1枚或更低负荷的淋巴结转移（如淋巴结微转移或者孤立肿瘤细胞ITC），组织学分级低，激素受体强阳性及有限生存期等，需要充分告知患者术后放疗的获益和治疗风险及并发症后可考虑豁免局部放疗。

2. 新辅助治疗后改良根治术后放疗指征

新辅助治疗后改良根治术后辅助放疗指征需综合参考新辅助治疗前的初始分期和新辅助化疗后术后病理情况。新辅助治疗前初始分期为Ⅲ期及新辅助治疗前后明确淋巴结持续阳性的患者，推荐术后放疗。对于初始分期为Ⅰ~Ⅱ期，治疗前腋下淋巴结临床或病理穿刺活检阳性患者，若腋下淋巴结在新辅助治疗后达到病理完全缓解，这部分患者是否需要辅助放疗尚不明确，相关的国际多中心临床试验NSABP B-51（RTOG 1304）还在进行当中，在研究结果发布之前目前仍建议对这部分患者进行术后辅助放疗。对于初始分期为Ⅰ~Ⅱ期，治疗前腋下淋巴结临床及病理评估为阴性，治疗后，术后淋巴结阴性患者目前不推荐术后辅助放疗。

3. 放疗范围

由于胸壁和锁骨上下区是最常见的复发部位，约占所有复发部位的80%，所以这两个区域是全乳切除术后放疗的主要靶区。但T3N0患者可以考虑单纯胸壁照射。

根据MA20和EORTC 22922研究结果，对于区域淋巴结复发高危患者，应予以区域淋巴结照射。

内乳淋巴结引流区照射尚无定论，内乳照射时应注意尽可能降低心脏受照平均剂量。根据DBCG-IMN及部分回顾性研究并参考中国抗癌协会乳腺癌专业委员会指南，建议对于以下患者进行内乳淋巴结照射：①pN2~3；②pN+患者且肿块位于中央或内侧；③影像学考虑内乳淋巴结转移或病理明确内乳淋巴结转移。

4. 放疗剂量

全乳切除术后辅助放疗属于预防性照射，剂量为50 Gy/25次，对于影像学上高度怀疑有残留或复发病灶的区域可局部加量至60~66 Gy。

该患者为乳腺癌新辅助化疗后改良根治术后，cT3N2M0，ypT1N1M0，ypⅡA期。该患者具有术后放疗指征：①化疗前多发腋窝淋巴结肿大且经病理证实转移；②术后腋窝淋巴结（1/20）（+）。患者术后放疗范围：患侧胸壁+锁骨上下+内乳区域，剂量：50 Gy/25次。

（二）局部晚期乳腺癌综合治疗

1. 新辅助化疗

治疗前评估：新辅助化疗是局部晚期乳腺癌患者的重要治疗手段，治疗前患者必须接受病灶体检和影像学、B超、心脏彩超等基线评估，对肿块进行准确临床分期，对患者基本情况、是否可耐受新辅助化疗进行充分评估。乳腺原发灶必须行空芯针活检，诊断为浸润性癌，同时伴有或不伴细针穿刺证实的区域淋巴结或转移。原发灶须进行免疫组织化学检查，明确病灶ER、PR、

HER2、Ki67的表达。

适应证：新辅助化疗主要用于临床Ⅱ~Ⅲ期的乳腺癌患者，其适应证主要包括2大类：①不可手术的患者通过新辅助化疗降期为可手术治疗，临床分期主要包括ⅢA（T3N1M0除外）、ⅢB和ⅢC期。②可手术患者通过新辅助化疗缩小肿块，期望降期接受保乳手术，临床分期主要包括ⅡA、ⅡB、ⅢA中的T3N1M0期。除肿瘤大小以外，患者符合保乳手术的其他适应证。

本例患者临床检查及病灶穿刺提示：左乳肿块伴多发腋窝淋巴结转移，无全身转移，为局部晚期乳腺癌患者，临床分期为cT3N2M0，ⅢA期，分子分型为HER2阳性的Luminal B型，符合新辅助化疗适应证。

新辅助化疗方案：局部晚期乳腺癌新辅助化疗方案以蒽环和（或）紫杉类药物为主，依据HER2状态考虑是否联合靶向治疗，一般为6~8个周期，在治疗有反应或疾病稳定的患者中，推荐手术前用完所有的既定周期数。对于HER2（−）患者，常用的为蒽环类联合环磷酰胺–序贯紫杉类，包括AC-（w）P、EC-（w）P、AC-T、EC-T。蒽环联合紫杉类方案TAC等也可以应用于新辅助化疗中。三阴性乳腺癌，尤其伴有BRCA突变的患者，也可考虑紫杉联合铂类治疗。对于HER2（＋）患者，曲妥珠单抗联合化疗与单用化疗相比能够显著提高病理完全缓解率（pathologic complete response，pCR）。因此，HER2（＋）患者在新辅助化疗时，应加入含曲妥珠单抗的抗HER2治疗，优选与紫杉类药物联用。常用方案包括AC-PH、EC-PH、AC-TH、EC-TH、TCbH等。PH、TCH等方案也可用于HER2阳性患者的新辅助治疗用中。帕妥珠单抗是另一个靶向药物，研究表明帕妥珠单抗联合曲妥珠单抗双靶向治疗，可以进一步提高患者的肿瘤pCR率。因此，在局部晚期HER2（＋）乳腺癌患者的新辅助化疗中，也可考虑给予曲妥珠单抗+帕妥珠单抗联和的双靶向治疗。

注释：A，多柔比星；C，环磷酰胺；T，多西他赛；E，表柔比星；（w）P，（单周）紫杉醇；Cb，卡铂；H，曲妥珠单抗。

2. 新辅助内分泌治疗

需要术前治疗而又无法耐受化疗、暂时不可手术、激素受体阳性的绝经后患者，可考虑术前新辅助内分泌治疗。目前推荐使用芳香化酶抑制类药物，包括阿那曲唑、来曲唑、依西美坦。术前内分泌治疗一般应每2个月进行一次疗效评价，治疗有效且可耐受患者可持续治疗至6个月后评估是否有局部治疗可能。绝经前患者新辅助内分泌治疗与术前化疗比较的临床研究结果有限，目前尚不推荐对绝经前患者采用新辅助内分泌治疗。

本例患者年龄40岁，未绝经，临床分期为T3N2M0，ⅢA期，一般情况尚好，可耐受化疗。因此，选用新辅助化疗，而非新辅助内分泌治疗。患者术前分子分型为HER2（＋）的Luminal B型，宜选用抗HER2的新辅助化疗方案，本例患者使用为EC方案4个周期序贯TH方案4个周期，患者化疗前4个周期后疗效评估为SD，后TH方案4疗程后疗效评估为PR，按既定方案完成了8疗程的新辅助化疗。

3. 辅助化疗

依据患者的新辅助化疗周期、疗效及术后病理检查结果确定辅助化疗方案。

新辅助化疗未用足疗程的患者，需根据治疗前和术后病理情况，讨论决定辅助化疗的方案和周期数。辅助化疗药物选择需根据新辅助化疗药物是否有效确定。

根据CREATE-X研究结果，三阴性乳腺癌患者经术前新辅助化疗后未达pCR的患者，根据术前分期、病理细胞学分级，可考虑给予辅助卡培他滨治疗。

本例患者为HER2（+）的Luminal B型，术后病理分期为ypT1N1M0，未达pCR，但术前新辅助化疗方案包括了蒽环、紫杉及靶向治疗，满8个疗程。因此，该患者未接受术后辅助化疗，后续治疗以放疗、内分泌及靶向治疗为主。

4. 辅助内分泌治疗

激素受体阳性患者完成新辅助化疗、手术、辅助化疗/放疗后应及时开始辅助内分泌治疗。

绝经前患者：三苯氧胺（TAM）±卵巢功能抑制剂治疗5年，或芳香化酶抑制剂（AI）±卵巢功能抑制剂治疗5年。治疗满5年后，仍未绝经患者，延长TAM治疗至10年。治疗5年中绝经患者，换用AI治疗满5年或继续TAM治疗至10年。

绝经后患者：激素受体阳性绝经后可以选择TAM或AI治疗，但研究结果提示患者AI治疗5年较TAM治疗5年可更明显改善患者的无病生存，降低复发风险。因此，激素受体（+）绝经后患者首先推荐AI治疗5年；对于AI不耐受患者，也可考虑初始给予TAM等SERM治疗后序贯AI治疗5年；存在AI禁忌证患者，可以考虑TAM治疗5年。对于高危复发患者，如淋巴结阳性、组织学3级、其他需要行辅助化疗的危险因素的患者，AI治疗满5年后如耐受，可考虑延长AI治疗至10年。

本例患者ER、PR激素受体（+），年龄40岁，未绝经。疾病分期较晚，临床分期T3N2M0，新辅助化疗后ypT1N1M0，疾病复发风险高，推荐AI联合卵巢功能抑制剂治疗5年，后可考虑延长内分泌治疗5年。

5. 辅助靶向治疗

术前新辅助治疗用过曲妥珠单抗的患者，无论是否达到pCR，目前指南推荐术后应继续使用曲妥珠单抗，总疗程应满1年。最近《新英格兰医学杂志》发表的KATHERINE研究，比较HER2（+）患者接受紫杉联合曲妥珠单抗的新辅助化疗后，病灶残留患者接受T-DM1或曲妥珠单抗治疗，结果提示辅助T-DM1治疗患者浸润性乳腺癌复发或死亡的风险比曲妥珠单抗低50%。因此，HER2（+）浸润性乳腺癌新辅助化疗后病灶残留的患者，术后可以采用HER2靶向T-DM1强化治疗满1年。医生需根据药物的可及性向患者做出推荐。

帕妥珠单抗是抗HER2治疗的另一药物，研究表明，在辅助治疗中曲妥珠单抗联用帕妥珠单抗可以更进一步降低乳腺癌患者的复发或死亡风险，尤其对于淋巴结阳性（LN+）或激素受体阴性（HR-）的高危人群。因此，曲妥珠单抗/T-DM1联用帕妥珠单抗的双靶向治疗也是HER2（+）患者可选的治疗策略。

本例患者为HER2（+）的Luminal B型，新辅助化疗后乳腺原发灶及腋窝均有病灶残留，后续应继续曲妥珠单抗或T-DM1（目前国内无药）±帕妥珠单抗治疗满1年。

（三）后续随访

术后2年，每3个月随访1次；术后2~5年，每半年随访1次，术后5年以上，每年随访1次。随访内容如下：

（1）体格检查。

（2）血液学检测：包括血常规、肝肾功能、肿瘤标志物等。

（3）超声检查：包括乳腺及区域淋巴结、腹部及妇科B超。

（4）影像学检查：胸部CT（每年1次），乳腺钼靶（每年1次），骨密度和颅脑MRI视情况决定。

参考文献

[1] 杨昭志,马学军,俞晓立,等. 早期乳腺癌术后靶区勾画共识[J]. 中国癌症杂志, 2019,29(9)：753-760.

[2] 中国抗癌协会乳腺癌专业委员会. 中国抗癌协会乳腺癌诊治指南与规范(2019年版)[J]. 中国癌症杂志,2019,29(8)：609-679.

[3] Thorsen LB，Offersen BV，Danø H，et al. DBCG-IMN：A Population-Based Cohort Study on the Effect of Internal Mammary Node Irradiation in Early Node-Positive Breast Cancer[J]. J Clin Oncol,2016,34(4)：314-320.

[4] Poortmans PM，Collette S，Kirkove C，et al. Internal Mammary and Medial Supraclavicular Irradiation in Breast Cancer[J]. N Engl J Med,2015,373(4)：317-327.

[5]　Poortmans PM，Struikmans H，Bartelink H. Regional Nodal Irradiation in Early-Stage Breast Cancer[J]. N Engl J Med，2015，373(19)：1879-1880.

[6]　Masuda N，Lee SJ，Ohtani S，et al. Adjuvant Capecitabine for Breast Cancer after Preoperative Chemotherapy[J]. N Engl J Med，2017，376(22)：2147-2159.

[7]　von Minckwitz G，Huang CS，Mano MS，et al. Trastuzumab Emtansine for Residual Invasive HER2-Positive Breast Cancer[J]. N Engl J Med，2019，380(7)：617-628.

靶区勾画视频

扫码在线观看靶区勾画视频

（俞晓立，陈星星，张丽，孟晋，王小方，王江枫）

第二十一章　乳腺癌保乳术后辅助放疗

一、临床资料

（一）简要病史

患者，女性，49岁，于2019年1月自觉右乳肿块，无皮肤红肿疼痛，无乳头溢液等，遂至复旦大学附属肿瘤医院就诊。超声检查提示右乳头内侧实质结节（BI-RADS：4B级，不排除MT），双乳小叶增生，左乳囊肿，双乳上方实质结节（BI-RADS：3级，良性可能），两侧腋下未见明显占位。乳腺钼靶检查提示：右乳晕区细小钙化（BI-RADS：0级）。左乳内下结节（BI-RADS：3级），建议随访。2019年2月12日行乳腺磁共振成像（MRI）提示：右乳晕后区内侧肿块，MT可能（图21-1），BI-RADS：4C级。左乳内数枚肿块（BI-RADS：3级），考虑良性，请随访。2019年2月13日行右乳肿块空芯针穿刺提示（右乳）浸润性癌。2019年2月13日肿瘤标志物：CA125、CA153、CA199、AFP、CEA均在正常范围内。2019年2月19日于复旦大学附属肿瘤医院行右乳癌保乳术+右腋下前哨淋巴结活检术，术后病理：肿块大小1 cm×1 cm×1.5 cm，组织学类型：浸润性导管癌伴导管原位癌，组织学分级：Ⅰ级，无脉管侵犯，各切缘均未见癌累及，前哨淋巴结（0/4）。免疫组化：瘤细胞示：ER（＋），>80%，中等，PR（＋），80%，中等，HER2（1+），CK5/6（－），Ki-67（＋），10%~20%，E-Cad（＋），EGFR（－），CK14（－），AR（＋），>80%，中等，Mammaglobin（少+），GCDFP15（－），GATA3（＋），TopoⅡ（少+），P53（少+），P63（－），P40（－），P120（膜+），CAM5.2（＋）。21基因复发风险评分（RS）=36，结论：RS值提示该患者属于高危组（高复发风险）。术后于2019年2月28日起行TC方案化疗4疗程，具体方案为：多西他赛124 mg+环磷酰胺1.0 g，末次化疗时间为2019年6月2日，拟行术后

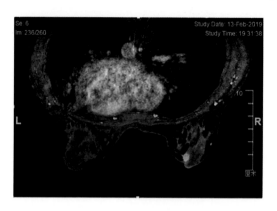

图21-1 乳腺MRI，右乳晕后区内侧肿块，MT可能

放疗收治。自发病以来，患者神志清，精神胃纳可，二便无特殊。

个人史：已婚已育，未绝经。

既往史：否认高血压、糖尿病、心脏病、肝炎及过敏史，否认手术外伤史。

（二）相关检查

体格检查：美国东部肿瘤协作组（ECOG）体力状态评分为1分，身高173 cm，体重57 kg。右乳乳头上方见手术瘢痕，未扪及肿块，左乳无异常，双腋下及锁骨上淋巴结未扪及。特殊检查结果见简要病史。

（三）诊断

右侧乳腺浸润性导管癌保乳术后（pT1cN0M0，ⅠA期）。

二、体位及固定方式

患者取仰卧位，采用乳腺托架或多功能体板固定，双手上举放至于臂托上（通常成120°），头位于正中或头偏健侧，下颌略上扬，避免颈部出现皮肤皱褶。在CT扫描之前，用不透射线的线圈或点标记临床可见或可触及的乳腺外轮廓以及手术瘢痕，CT扫描层厚5 mm。CT扫描范围自颅底至胸廓下缘。

三、靶区勾画与剂量

靶区勾画见图21-2~图21-6。

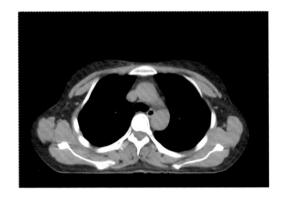

图21-2　乳腺上界

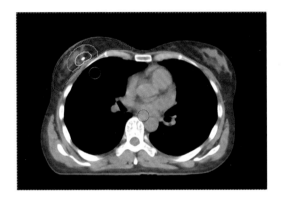

图21-3　乳腺瘤床（1）

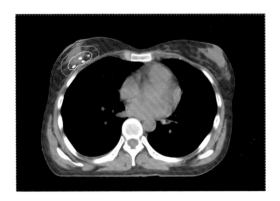

图21-4　乳腺瘤床（2）

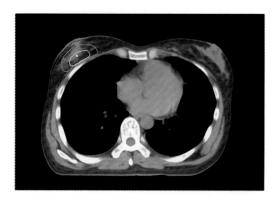

图21-5　乳腺瘤床（3）

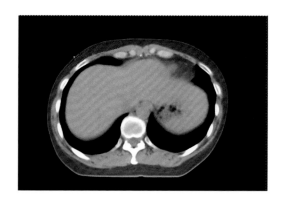

图21-6　乳腺下界

（一）肿瘤靶区的勾画原则

瘤床GTV（GTV_TB）：包括术后的血清肿，术后改变，术中放置的钛夹标记等。

瘤床CTV（CTV_TB）：瘤床外扩1 cm，不包括胸肌、肋间肌、肋骨，不超过CTV_B的范围。

瘤床PTV（PTV_TB）：根据本中心经验，在CTV_TB基础上外扩0.5 cm，不超过PTV_B的范围。

乳腺CTV（CTV_B）：参考临床标记的范围及CT可见的乳腺组织，包括瘤床CTV，具体参考如下：

（1）上界：参考临床标记及CT可见乳腺组织上缘，最高胸锁关节水平。

（2）下界：参考临床标记及CT可见乳腺组织下缘，或者乳腺皱褶水平。

（3）内界：参考临床标记及CT可见乳腺组织内缘，不超过胸骨旁。

（4）外界：参考临床标记及CT可见乳腺组织外缘，或者参考对侧乳腺。

（5）前界：皮下5 mm（以包括乳腺组织为主，如果乳腺体积小，可以考虑皮下3 mm）。

（6）后界：不包括肋骨、肋间肌、胸大肌。

乳腺PTV（PTV_B）：根据本中心经验，在CTV_B基础上外扩0.5 cm。

（二）区域淋巴结的勾画原则

参见本书第二十章区域淋巴结的勾画原则。

（三）危及器官（Organ at Risk，OAR）勾画

需要勾画的重要危及器官包括心脏、双侧肺、脊髓、对侧乳腺、肱骨头、气管、甲状腺等（参见表21-1及表20-2）。

（四）放疗技术与剂量

采用调强放疗技术，该患者放疗范围为患侧乳腺，放疗可采用常规分割或大分割放疗，常规分割放疗剂量为50 Gy/25 Fx，瘤床加量10~16 Gy/4~8 Fx；大分割放疗剂量为40~42.5 Gy/15~16 Fx，可予以同期或序贯瘤床加量。

表21-1　正常组织勾画范围及剂量限制（仅全乳腺放疗时）

危及器官	勾画范围	剂量限制
心脏	心底部至心脏与大血管交界处	Dmean≤1 Gy（右侧） Dmean≤5 Gy（左侧）
同侧肺部	除外气管和主支气管	V5<40% V10<30% V20<20%
对侧肺部	除外气管和主支气管	V2.5<10%
脊髓	枕骨大孔下方至气管隆突水平	Dmax<45 Gy
气管	环状软骨下至隆突水平	Dmean<25 Gy
肱骨头	同侧	Dmean<25 Gy
甲状腺	双侧	Dmax<50 Gy

Dmean，平均剂量；Dmax，最高剂量。

（五）计划评估

1. 靶区覆盖要求

PTV V95≥95%，最高剂量（Dmax）≤57.5~60 Gy，评估计划时应注意处方剂量尽量紧贴靶区，低剂量线尽量远离对侧乳腺和肺，注意靶区内剂量均匀性。

2. 正常组织剂量限制

无区域淋巴结放疗时，见表21-1；乳腺及区域淋巴结同时照射时，参见表20-2。

四、讨论

本例患者目前诊断为右侧乳腺浸润性导管癌保乳术后，根据美国癌症联合会（AJCC）/国际抗癌联盟（UICC）TNM分期第8版为pT1cN0M0，ⅠA期。分子分型考虑为Luminal A型。

（一）保乳术后放疗

1. 放疗的指征

据EBCTCG的荟萃分析结果，所有浸润性乳腺癌患者保乳术后辅助放疗能够降低2/3的局部复发率，并转化为长期生存的获益，瘤床加量可以进一步提高局部控制率。根据NCCN指南推荐，对年龄50岁以下、组织学分级G3、切缘阳性的患者推荐瘤床加量。

2. 豁免放疗的指征

根据CALGB9343（入组人群：年龄≥70岁，肿块≤2 cm，激素受体阳性及切缘阴性）与PRIME Ⅱ（入组人群：如年龄≥65岁，肿块≤3 cm，激素受体阳性及切缘阴性）两项研究，对于一些符合以上"低危"条件的老年患者，接受保乳手术后能保证规范内分泌治疗的情况下，可以考虑免除术后辅助放疗，但最终的决定需要在医患双方充分沟通，患者被充分告知潜在的复发风险后决定。

3. 保乳治疗的禁忌证

绝对禁忌证：病变广泛或弥漫分布，且术后难以达到切缘阴性或理想外形者；肿瘤经切除后切缘持续阳性；妊娠期间无法行放疗者；患者拒绝行保乳手术；炎性乳腺癌患者。

相对禁忌证：活动性结缔组织病（如硬皮病，系统性红斑狼疮等）；肿瘤直径>5 cm；侵犯乳头（如乳头Paget's病）；已知乳腺癌遗传易感性强（如BRCA1/2基因突变），保乳后同侧乳房复发风险高的患者；同侧乳房既往接受过乳腺或胸壁放疗者，需获知放疗剂量、范围及间隔时间；影像学检查提示多中心病灶者（多中心病灶是指≥2个象限存在≥1个病灶，或病理类型和分子分型完全不一样的2个乳腺癌病灶）。

4. 放疗靶区范围

腋窝淋巴结清扫或前哨淋巴结活检阴性：患侧乳腺（瘤床加量）。

腋窝淋巴结清扫术后有腋窝淋巴结转移：患侧乳腺（瘤床加量）+锁骨上下淋巴引流区±内乳淋巴结引流区。

前哨淋巴结1~2枚微转移或宏转移，未作腋窝清扫：可行高位切线野照射，包括患侧乳腺（瘤床加量）+腋窝区域淋巴结或患侧乳腺（瘤床加量）+锁骨上下淋巴引流区+腋窝区域淋巴结±内乳淋巴结引流区。

前哨淋巴结2枚以上宏转移，未作腋窝清扫：患侧乳腺（瘤床加量）+锁骨上下淋巴引流区+腋窝区域淋巴结±内乳淋巴结引流区。

5. 保乳术后放疗剂量及分割模式

保乳术后放疗分割模式包括常规分割全乳腺照射（conventional fractionated whole breast irradiation，CF-WBI）、大分割全乳腺照射（hypofractionated whole breast irradiation，HF-WBI）和部分乳腺加速照射（accelerated partial breast irradiation，APBI）。

常规分割全乳腺照射：保乳术后放疗的标准模式是给予全乳±区域淋巴结常规分割放疗，根据2019年美国国家综合癌症网络（NCCN）乳腺癌临床实践指南推荐，全乳腺放疗推荐剂量为50 Gy/25次。瘤床加量方式可予以X线同期或序贯瘤床加量，肿瘤床加量10~16 Gy/4~8次。对于无金属夹标记的患者，可选择合适能量的电子线，在模拟机下定位包括术腔金属夹或手术瘢痕外周外放2~3 cm，对于肿瘤床位置较深的患者，建议采用光子线加量。

大分割全乳腺照射：美国放射肿瘤治疗学会（American Society for Therapeutic Radiology and Oncology，ASTRO）2018年共识推荐的人群为任何年龄、任何分期、任何化疗方案，仅照射乳腺，不包括区域淋巴结放疗的患者，剂量学要求是尽量减少接受105%以上处方剂量的乳腺组织体积。推荐全乳放疗应该采用大分割的剂量分割模式为40~42.5 Gy/15~16 Fx。

部分乳腺加速照射：根据ASTRO 2009年的共识及2017年发布的更新共识，符合适合APBI的患者需同时符合以下条件：①病理为浸润性癌患者：年龄≥50岁，分期为pT1N0M0，切缘阴性（≥2 mm），脉管癌栓阴性，ER阳性，无BCRA1/2突变，单中心单病灶，未接受新辅助治疗，无广泛导管内癌成分。②病理为导管原位癌患者：必须符合RTOG9804研究中关于"低危"DCIS患者：乳腺钼靶筛查发现，核分级低到中级别，肿块≤2.5 cm，切缘≥3 mm。

6. 放疗不良反应

放疗不良反应主要包括放射性皮肤反应、放射性心血管损伤、放射性肺损伤、放射性食管炎、放射性臂丛神经损伤、上肢淋巴水肿等。

7. 治疗时序

目前早期乳腺癌的治疗遵循手术–辅助化疗（同时开始靶向治疗）–辅助放疗–内分泌治疗的顺序，内分泌治疗也可先于放疗或与放疗同期。术后化疗应在术后1个月内开始。无辅助化疗指征的患者术后放疗建议在术后8周内进行，由于术腔血清肿的吸收，不推荐术后4周内开始放疗。接受辅助化疗的患者应在末次化疗后2~4周内开始。

综上所述，本例患者为49岁女性，分期为pT1cN0M0，ⅠA期，激素受体阳性，组织学分级Ⅱ级，无放疗禁忌证，有术后放疗指征，应予以术后辅助放疗。放疗范围为患侧乳腺，放疗可采用常规分割或大分割放疗，常规分割放疗剂量为50 Gy/25 Fx，瘤床加量10~16 Gy/4~8 Fx；大分割放疗剂量为40~42.5 Gy/15~16 Fx，可予以同期或序贯瘤床加量。

（二）乳腺癌综合治疗

1. 早期乳腺癌化疗

根据2019年中国抗癌协会乳腺癌专业委员会指南，乳腺癌术后辅助化疗的适应证包括：浸润性肿瘤>2 cm，淋巴结阳性，激素受体阴性，HER2阳性（对T1a以下患者目前无明确证据推荐使用辅助化疗），组织学分级为Ⅲ级。应综合考虑患者的年龄、一般状况及基础疾病，权衡化疗带来的获益。

对于pT1-2N0M0，激素受体阳性、HER2阴性的患者，可推荐21基因检测，对于其中低复发风险人群可免除化疗。对于HER2阴性，合并高危复发因素较少的人群，可用的化疗方案有TC、AC、EC、CMF等；而淋巴结受累多或三阴性乳腺癌患者可选择蒽环类联合紫杉类药物，如AC序贯T方案。HER2阳性患者可首选AC-TH或TCH。

本例患者为pT1cN0M0，ⅠA期，luminal A型，21基因检测提示高复发风险，术后行TC方案化疗4个周期。

2. 早期乳腺癌内分泌治疗

内分泌治疗能降低约50%的5年乳腺癌复发。因此，对于激素受体阳性的[HR+，包括ER+和（或）PR+]的乳腺癌患者，均推荐行辅助内分泌治疗。选择性雌激素受体调节剂（selective estrin receptor modulator，SERM）包括他莫昔芬、托瑞米芬等，广泛应用于HR+的绝经前女性。对于绝经前高复发风险（如≤35岁、肿瘤级别高、淋巴结受累等）人群，可考虑卵巢去势+芳香化酶抑制药/SERM治疗，或延长内分泌治疗至10年。对于绝经后女性，SERM及AI均是有效的内分泌治疗药物。但AI较他莫昔芬能进一步降低10年乳腺复发，因此AI类药物更常用于绝经后HR+的乳腺癌患者。

NCCN指南推荐的绝经后女性内分泌治疗策略：AI类药物治疗5年；他莫昔芬治疗2~3年+AI类药物共5年/+5年AI类药物；他莫昔芬4.5~6年+5年AI类药物/+他莫昔芬共10年。

本例患者为绝经前，年龄>35岁。淋巴结阴性，术后可推荐他莫昔芬内分泌治疗5年。若内分泌治疗过程中确认已绝经，可换用AI类药物，内分泌治疗总时长推荐为5年。

3. 靶向药物治疗

对于直径不超过0.5 cm的HER2阳性乳腺癌，曲妥珠单抗的应用有争议，需综合考虑，原发肿瘤在0.5~1 cm的浸润性癌，可考虑使用；原发浸润灶>1 cm的HER2阳性的患者均应行抗HER2靶向治疗。在低危复发淋巴结阴性HER2阳性患者中采用曲妥珠单抗术后辅助治疗1年。根据APHINITY研究结果，双靶向抗HER2治疗在高危复发患者的术后辅助治疗中显示出更优的无浸润性肿瘤复发的生存获益。因此，目前推荐在淋巴结阳性，受体阴性的HER2过表达患者中可考虑采用曲妥珠单抗+帕妥珠单抗联合治疗1年。

该例患者HER2为阴性，术后无需抗HER2靶向治疗。

（三）后续随访

出院时应注意放射野皮肤保护，避免局部皮肤过度揉搓等。

定期随访，2年内每3个月随访1次，2~5年每半年随访1次，5年后每年随访1次。随访内容如下：

（1）体格检查。

（2）血液学检测：包括血常规、肝肾功能、肿瘤标志物等。

（3）超声检查：包括乳腺及区域淋巴结、腹部及妇科B超。

（4）影像学检查：胸部CT（每年1次），乳腺钼靶（每年1次），颅脑MRI和骨密度视病情需要决定。

参考文献

[1] 杨昭志,马学军,俞晓立,等. 早期乳腺癌术后靶区勾画共识[J]. 中国癌症杂志, 2019,29(9):753-760.

[2] 中国抗癌协会乳腺癌专业委员会. 中国抗癌协会乳腺癌诊治指南与规范(2019年版)[J]. 中国癌症杂志,2019,29(8):609-679.

[3] EBCTCG (Early Breast Cancer Trialists' Collaborative Group); McGale P, Taylor C, et al. Effect of radiotherapy after mastectomy and axillary surgery on 10-year recurrence and 20-year breast cancer mortality: meta-analysis of individual patient data for 8135 women in 22 randomised trials[J]. Lancet,2014,383(9935):2127-2135.

[4] Hughes KS, Schnaper LA, Bellon JR, et al. Lumpectomy plus tamoxifen with or without irradiation in women age 70 years or older with early breast cancer: long-term follow-up of CALGB 9343[J]. J Clin Oncol,2013,31(19):2382-2387.

[5] Kunkler IH, Williams LJ, Jack WJ, et al. Breast-conserving surgery with or without irradiation in women aged 65 years or older with early breast cancer (PRIME II): a randomised controlled trial[J]. Lancet Oncol,2015,16(3):266-273.

[6] Smith BD, Bellon JR, Blitzblau R, et al. Radiation therapy for the whole breast: Executive summary of an American Society for Radiation Oncology (ASTRO) evidence-based guideline[J]. Pract Radiat Oncol,2018,8(3):145-152.

[7] Correa C, Harris EE, Leonardi MC, et al. Accelerated Partial Breast Irradiation: Executive summary for the update of an ASTRO Evidence-Based Consensus Statement[J]. Pract Radiat Oncol,2017,7(2):73-79.

[8] von Minckwitz G, Procter M, de Azambuja E, et al. Adjuvant Pertuzumab and Trastuzumab in Early HER2-Positive Breast Cancer[J]. N Engl J Med,2017,377(2):122-131.

[9] NCCN Guidelines Version 1.2019 Breast Cancer[EB/OL].(2019-04-29)[2020-07-27]. www.nccn.org/guidelines.

靶区勾画视频

扫码在线观看靶区勾画视频

(俞晓立,陈星星,张丽,孟晋,罗菊锐,汪宣伊,吴双)

第十篇

淋巴瘤

第二十二章　原发纵隔大B细胞淋巴瘤

一、临床资料

（一）简要病史

患者，女性，26岁。因声嘶、吞咽困难、胸背疼痛就诊，2018年1月于复旦大学附属肿瘤医院行纵隔穿刺活检病理证示：原发纵隔（胸腺）大B细胞淋巴瘤。免疫组化：CD20（＋），PAX5（＋），Bcl-2（＋），Bcl-6（＋），CD10（－/＋），MUM1（－），CD23（＋），CD21（－），CD3（－），CD5（－），C-myc（＋，约20%），Ki-67（＋，约60%）。2018年1月23日正电子发射断层扫描计算机成像技术（PET-CT）检查：纵隔淋巴瘤侵犯心包可能，胰腺体部、肠系膜浸润，氟代脱氧葡萄糖（FDG）高代谢；部分椎体及骨盆FDG代谢弥漫增高，骨髓浸润不除外，请结合骨髓穿刺结果进一步分析诊断。2018年1月30日骨髓穿刺结果未见明确恶性证据。2018年1月开始行R-EPOCH方案化疗6个疗程，末次化疗时间为2018年6月4日。2018年7月3日复查PET-CT，检查提示：淋巴瘤化疗后，纵隔、胰腺体部、肠系膜病灶消退，全身PET-CT未见FDG高代谢。疗效评价完全缓解（complete remission，CR）。病程中无发热、消瘦、盗汗症状。

（二）相关检查

（1）体格检查：身高165 cm，体重68 kg，美国东部肿瘤协作组（ECOG）体力状态评分0分。一般情况尚好，胸壁未扪及明显肿块和淋巴瘤浸润的病灶，全身浅表淋巴结未扪及明显肿大，肝、脾肋下未扪及。

（2）辅助检查：

化疗前，2018年1月23日，PET-CT提示（图22-1A）：①纵隔淋巴瘤，最

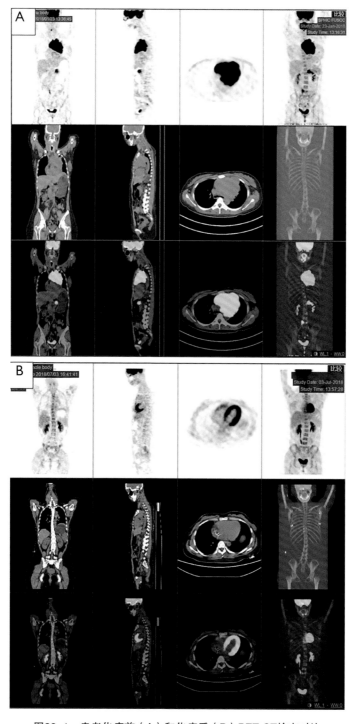

图22-1 患者化疗前（A）和化疗后（B）PET-CT检查对比

大截面约11.3 cm×8.3 cm，侵犯心包可能，胰腺体部、肠系膜浸润，FDG高代谢。②部分椎体及骨盆FDG代谢弥漫增高，不排除骨髓浸润，请结合骨髓穿刺结果分析诊断。③左肺炎症，心包积液，左侧胸膜增厚，盆腔少量积液。

化疗后，2018年7月3日PET-CT检查提示（图22-1B）：与前片比较，①淋巴瘤化疗后，纵隔、胰腺体部、肠系膜病灶消退，全身PET-CT未见FDG高代谢灶。②部分椎体及骨盆FDG代谢弥漫略增高同前相仿；两侧附件生理性囊肿可能。

（三）诊断

原发纵隔大B细胞淋巴瘤（Ann Arbor，Ⅳ期A）。

二、体位及固定方式

患者仰卧位，大面罩固定，增强电子计算机断层扫描（CT）扫描（范围距离肿瘤累及野上下界5 cm）。

如有条件，完善4D-CT检查，各时相图像与常规增强CT融合。

三、靶区勾画及剂量

（一）靶区勾画原则

仔细比较化疗前后的影像，CTV的Z轴（人体长轴）为化疗前的肿瘤上下界，X轴（人体横径）与Y轴（人体前后径）为化疗后残留的病灶影像或所累及的淋巴引流区。

靶区勾画需参照化疗前CT及PET-CT逐层勾画，具体见图22-2~图22-5（蓝色代表CTV，绿色代表PTV）。

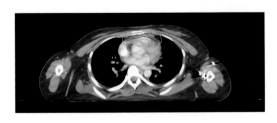

图22-2　CTV下界层面

CTV参考化疗前纵隔肿块的侵犯范围。

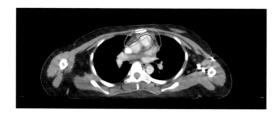

图22-3　CTV中间层面

CTV边界不应该超过纵隔的侧界，除非有残留淋巴结。

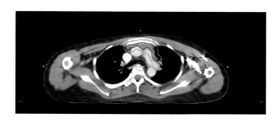

图22-4　CTV中间层面

尽量避免大血管和心脏的照射，同时尽量减低肺的受照剂量。

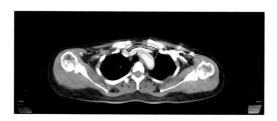

图22-5　CTV上界层面

如为CRu的情况，残留淋巴结需包括在CTV内；在CR或CRu的情况下，勾画正常纵隔。

（二）放疗技术与剂量

采用调强放疗技术，处方剂量为36 Gy/20 Fx。

（三）正常组织限量

心脏平均剂量≤15 Gy，肺平均剂量≤13.5 Gy、V20<30%、V5<55%，肝脏V30<30%。

四、讨论

原发纵隔大B细胞淋巴瘤（primary mediastinal large B-cell lymphoma，PMBL）是一种特殊类型的弥漫大B细胞淋巴瘤（diffuse large B-cell lymphoma，DLBCL），发病率可占DLBCL的10%。PMBL是指来源于胸腺B细胞的淋巴瘤，好发于年轻人，大部分患者年龄为10~45岁，中位年龄为30岁。女性略多，男女之比约为1:2。肿瘤多位于前上纵隔，也可侵犯锁骨上或颈部淋巴结，常为大肿块，50%~78%的患者肿块超过10 cm，肿瘤常侵犯邻近器官或组织，如肺、上腔静脉、胸膜、心包和胸壁等。肿瘤压迫邻近器官产生咳嗽、胸痛、气短、声音嘶哑、膈神经麻痹和呼吸困难等症状，30%~50%的患者有上腔静脉压迫综合征，30%的患者有心包或胸腔积液。骨髓或胸腔外器官受侵较少见。

PMBL的治疗原则和DLBCL相同，预后也相似。美国国家综合癌症网络（NCCN）治疗指南推荐Ⅰ~Ⅱ期DLBCL患者，非大肿块（肿瘤最大径<7.5 cm）在短程免疫化疗（利妥昔单抗+CHOP×3~4疗程）后联合放疗，足程免疫化疗（6个疗程）后可考虑受累野照射。对于大肿块（肿瘤最大径≥7.5 cm），则在足程免疫化疗后对于大肿块部位放疗，并被多项临床试验证实能提高无进展生存期（PFS）。因此，放射治疗也是早期侵袭性非霍奇金淋巴瘤的治愈手段之一，虽然综合治疗是目前的标准治疗方案，但当肿瘤对化疗抗拒或患者不耐受化疗时，需要考虑根治性放疗。对于Ⅲ~Ⅳ期患者，免疫化疗是主要治疗，也可以参加临床试验，对于其中大肿块的患者，可以考虑局部放疗。对于某些特殊部位淋巴结外的DLBCL，如累及睾丸、乳腺、鼻旁窦等，在免疫化疗后不论是否获得完全缓解率（CR），均需行放疗。如患者睾丸已切除，应预防照射对侧睾丸25~30 Gy。本例患者基线PET-CT提示前上纵隔肿块最大截面11.3 cm×8.3 cm，有放疗指征。目前有关PMBL治疗方面还存在一定争议。

（一）标准化疗方案在国际上仍未达成共识

含蒽环类药物的化疗方案是PMBL最常使用的化疗方案，较早于1993年《新英格兰医学杂志》发表的Ⅲ期随机对照临床研究显示三代化疗方案（MACOP-B、m-BACOD和ProMACE-CytoBOM）对比CHOP方案未能提高晚期侵袭性非霍奇金淋巴瘤患者的疗效。直到2002年IELSG合作组发表了一项大样本的回顾性对照研究，该研究纳入了426例初治接受了MACOP-B、VACOP-B、ProMACE-CytoBOM与CHOP样方案化疗的PMBL患者，结果显示MACOP-B和CHOP样方案组治疗的PMBL患者10年OS分别为71%和44%（P=0.0001），提示三代化疗方案有可能提高PMBL患者的疗效。同年《新英格兰医学杂志》发表了一项随机试验证明联合利妥昔单抗（R-CHOP方案）可以提高老年弥漫大B细胞淋巴瘤患者的完全缓解率、无事件生存（event free survival，EFS）及总生存（OS）。2011年一项来自MInT合作组的前瞻性、随机对照的Ⅲ期国际多中心临床研究证明了CHOP样方案联合利妥昔单抗可提高PMBL患者的无事件生存（3年EFS：R-CHOP 78% vs CHOP 52%，P=0.012）。2016年，ESMO推荐R-CHOP21、R-CHOP14以及三代化疗方案包括V-MACOP-B、R-VACOP-B以及R-DA-EPOCH方案等可作为一线治疗。2018年Shah等的一项回顾性多中心研究比较DA-EPOCH-R（76例）和R-CHOP（56例）方案治疗后PMBL患者的疗效与毒性，结果显示DA-EPOCH-R的CR更高（84% vs 70%，P=0.046）及接受放疗的比例更低（13% vs 59%，P<0.001）。但目前由于缺乏大样本前瞻性的临床研究，对PMBL尚无最佳的治疗方案。

（二）巩固性放疗的必要性尚无定论

在应用利妥昔单抗之前，PMBL患者单纯应用CHOP方案治疗失败率高，促使纵隔巩固放疗及强化化疗方案的研究及应用。随着利妥昔单抗广泛应用，PMBL患者的治愈率及CR率显著提高，但仍推荐R-CHOP化疗后进行纵隔巩固放疗。然而，因PMBL患者多数为年轻女性，放疗引起的相关不良反应，如继发性恶性肿瘤（如乳腺癌）以及冠状动脉疾病等，严重限制了放疗的临床应用，近些年来的多项研究提示并不是所有化疗后的患者（尤其是化疗后CR的患者）均需要进行巩固性放疗。2019年，英国血液学PMBL指南推荐初治患者可以选择临床试验、R-CHOP 6疗程+ISRT（受累野放疗）或DA-EPOCH-R 6疗程不加ISRT（该方案建议在有经验的临床中心实施）。同年一项真实世界研究提示R-CHOP+ISRT、DA-EPOCH-R不加ISRT和R-CHOP不加ISRT组的PMBL患者的5年PFS分别为90%、88.5%和56%（P=0.02），亚组分析提示有巨大肿块的患者推荐行DA-EPOCH-R不加ISRT方案治疗。另一项回顾性研究显示PMBL患者R-CHOP方案化疗后不接受巩固放疗，3年PFS和OS分别为93%和100%。目前，对于以往未接受过放疗且肿块局限于纵隔的患者或伴预后不良因素的患者仍可推荐其可在化疗的基础上行巩固放疗。但是，因缺乏高级别循证学证据，巩固性放疗的必要性尚无定论。临床实践中，如化疗方案为R-CHOP，推荐化疗后行巩固放疗；如DA-EPOCH-R足程化疗，且无大肿块（肿块最大径<7.5 cm）可免除放疗。

（三）新型免疫制剂和靶向制剂对复发难治患者疗效不确切

PMBL倾向于早期复发，多见于治疗结束后的12~18个月，复发难治的PMBL患者的预后较差。目前，尽管初治PMBL患者达到CR患者是否应使用自体造血干细胞移植（autologous stem cell transplantation，ASCT）存在争议，但对于复发难治的PMBL患者在接受解救治疗后，仍对免疫化疗敏感，可推荐后续行ASCT治疗。但是，一部分不可行ASCT甚至ASCT治疗后再次复发或进展的患者的治疗手段极度欠缺。因此，在提高初治PMBL患者疗效的同时，针对复发难治的PMBL患者亦进行了一系列的研究。Axicabtagene ciloleucel是首个针对非霍奇金淋巴瘤基因治疗的CAR-T细胞药物，但对于复发难治的PMBL患者的疗效文献报道甚少。尽管大部分PBML患者显示CD30阳性，但一项Ⅱ期临床研究中，因抗CD30的抗体药物偶联物Brentuximab Vedotin治疗PBML的抗肿瘤活性很低，该研究被提前终止。JAK2抑制剂（Ruxolitinib）应用于复发难治PMBL的临床研究（NCT01965119）正在进行中。2018年6月18日，帕博利珠单抗（pembrolizumab）被美国食品药品监督管理局批准用于复发难治PMBL，使其成为治疗PMBL的首个抗PD-1/PD-L1药物。这是由于75%的PMBL存在染色体9p24的扩增，故约70%的PMBL表达PDL-2，40% PDL-1阳性，提示PD-1单抗可能有效。2019年报道了PD-1单抗pembrolizumab治疗复发难治的PMBL的Ⅰb期KEYNOTE-013临床研究结果，入组的21例患者中客观反应率48%，CR率33%。中位随访29.1个月时，尚未达到中位缓解和生存时间。同时该文献报道了Ⅱ期KEYNOTE-170临床研究结果，入组的53例患者中客观反应率45%，CR率13%。中位随访12.5个月时，尚未达到中位缓解和生存时间。

总体来说，PMBL早期的标准治疗方案是放化疗综合治疗，放疗可有效控制局部病变，尤其是大肿块的患者，全身化疗可控制远处组织器官的亚临床转移。对于Ⅲ～Ⅳ期患者，免疫和化疗是主要治疗手段，也可以参加临床试验，对于其中大肿块的患者，可以考虑局部放疗。

参考文献

[1] Petković I. Current trends in the treatment of primary mediastinal large B-cell lymphoma - an overview[J]. Contemp Oncol (Pozn), 2015, 19(6): 428-435.

[2] 王彦茹, 赵曙, 王佳其, 等. 原发纵隔大B细胞淋巴瘤的治疗进展[J]. 肿瘤学杂志, 2020, 26(6): 534-538.

[3] Fisher RI, Gaynor ER, Dahlberg S, et al. Comparison of a standard regimen (CHOP) with three intensive chemotherapy regimens for advanced non-Hodgkin's lymphoma[J]. N Engl J Med, 1993, 328(14): 1002-1006.

[4] Zinzani PL, Martelli M, Bertini M, et al. Induction chemotherapy strategies for primary mediastinal large B-cell lymphoma with sclerosis: a retrospective multinational study on 426 previously untreated patients[J]. Haematologica, 2002, 87(12): 1258-1264.

[5] Coiffier B, Lepage E, Briere J, et al. CHOP chemotherapy plus rituximab compared with CHOP alone in elderly patients with diffuse large-B-cell lymphoma[J]. N Engl J Med, 2002, 346(4): 235-242.

[6] Rieger M, Österborg A, Pettengell R, et al. Primary mediastinal B-cell lymphoma treated with CHOP-like chemotherapy with or without rituximab: results of the Mabthera International Trial Group study[J]. Ann Oncol, 2011, 22(3): 664-670.

[7]　Vitolo U，Seymour JF，Martelli M，et al. Extranodal diffuse large B-cell lymphoma (DLBCL) and primary mediastinal B-cell lymphoma：ESMO Clinical Practice Guidelines for diagnosis，treatment and follow-up[J]. Ann Oncol，2016，27(suppl 5)：v91-v102.

[8]　Shah NN，Szabo A，Huntington SF，et al. R-CHOP versus dose-adjusted R-EPOCH in frontline management of primary mediastinal B-cell lymphoma：a multi-centre analysis[J]. Br J Haematol，2018，180(4)：534-544.

[9]　Chan EHL，Koh LP，Lee J，et al. Real world experience of R-CHOP with or without consolidative radiotherapy vs DA-EPOCH-R in the first-line treatment of primary mediastinal B-cell lymphoma[J]. Cancer Med，2019，8(10)：4626-4632.

[10]　Messmer M，Tsai HL，Varadhan R，et al. R-CHOP without radiation in frontline management of primary mediastinal B-cell lymphoma[J]. Leuk Lymphoma，2019，60(5)：1261-1265.

[11]　Avivi I，Boumendil A，Finel H，et al. Autologous stem cell transplantation for primary mediastinal B-cell lymphoma：long-term outcome and role of post-transplant radiotherapy. A report of the European Society for Blood and Marrow Transplantation[J]. Bone Marrow Transplant，2018，53(8)：1001-1009.

[12]　Zinzani PL，Pellegrini C，Chiappella A，et al. Brentuximab vedotin in relapsed primary mediastinal large B-cell lymphoma：results from a phase 2 clinical trial[J]. Blood，2017,129(16)：2328-2330.

[13]　Armand P，Rodig S，Melnichenko V，et al. Pembrolizumab in Relapsed or Refractory Primary Mediastinal Large B-Cell Lymphoma[J]. J Clin Oncol，2019，37(34)：3291-3299.

靶区勾画视频

扫码在线观看靶区勾画视频

（马学军，孙文洁，王博妍，包慈航，余奇）

第二十三章　结外NK/T细胞淋巴瘤（鼻型）

一、临床资料

（一）简要病史

患者，女性，44岁。2017年10月出现鼻塞，2018年2月出现右面部肿胀。2018年3月30日于外院行右筛窦、上颌窦、额窦、蝶窦开放+右侧鼻腔息肉切除+双下鼻甲成形术。后来复旦大学附属肿瘤医院就诊，病理会诊：（右鼻，活检）结外NK/T细胞淋巴瘤鼻型（extranodal NK/T-cell lymphoma，nasaltype，ENKTL）。CD20（－），CD3（＋），CD5（－），CD8（－），CD56（＋），TIA-1（＋），Ki-67（＋，80%~90%）。EBER原位杂交检测结果：部分淋巴样细胞（＋）。提示有EB病毒（EBV）感染。2018年5月24日正电子发射断层扫描计算机成像技术（PET-CT）检查提示：淋巴瘤术后，右筛窦、两侧鼻腔、鼻甲黏膜略厚，局部氟代脱氧葡萄糖（FDG）代谢增高，请结合病理切片；鼻咽、口咽部浸润可能。2018年5月开始行吉西他滨+培门冬酶化疗3个疗程，2个疗程后疗效评价不确定的完全缓解（complete remission unconfirmed，CRu）或大部分缓解（partial remission，PR）。病程中无发热、消瘦、盗汗。

（二）相关检查

（1）体格检查：身高160 cm，体重50 kg，美国东部肿瘤协作组（ECOG）体力状态评分1分。一般情况尚好，右鼻腔下鼻道无异常，左鼻腔下鼻道见新生物，口咽左侧壁增厚，表面坏死组织及脓性分泌物，鼻咽左侧壁增厚。

（2）辅助检查：化疗前，于2018年5月24日做PET/CT（图23-1A，图23-2A，图23-3A）：淋巴瘤术后，右筛窦、两侧鼻腔、鼻甲黏膜略厚，局部FDG代谢增高，请结合病理切缘；鼻咽、口咽部浸润可能。

化疗2个周期后，于2018年7月1日完善MRI检查（图23-1B，图23-2B，图23-3B）：淋巴瘤术后，双侧下鼻甲黏膜稍增厚强化。

放疗后，于2018年9月8日完善MRI检查（图23-1C，图23-2C，图23-3C）：淋巴瘤术后，双侧下鼻甲黏膜稍增厚强化同前，随访。两颈部多发强化小淋巴结。

放疗后3个月，于2018年12月2日完善MRI检查（图23-1D，图23-2D，图23-3D）：淋巴瘤术后，双侧下鼻甲黏膜稍增厚强化同前，随访。两颈部多发强化小淋巴结较前缩小。

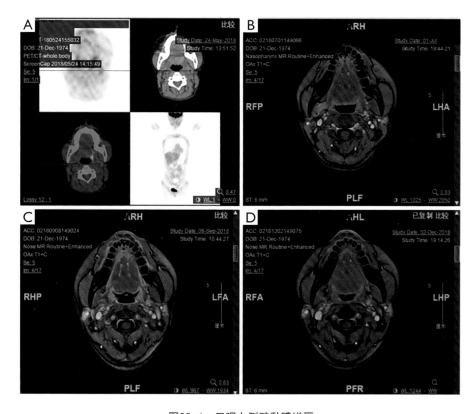

图23-1 口咽左侧壁黏膜增厚

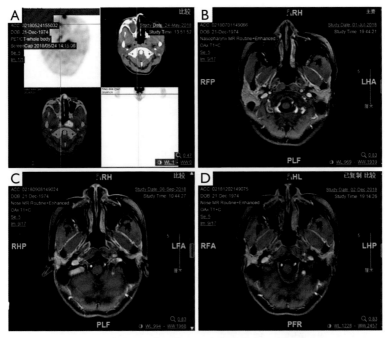

图23-2　肿瘤侵犯右侧鼻甲、左侧鼻前庭、左侧咽隐窝

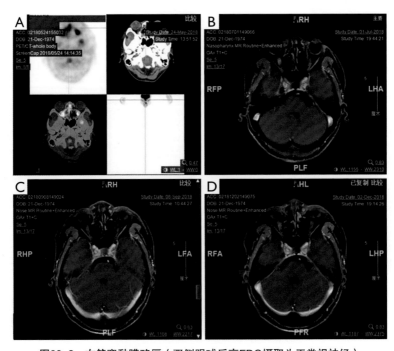

图23-3　右筛窦黏膜略厚（双侧眼球后高FDG摄取为正常视神经）

（三）诊断

结外NK/T细胞淋巴瘤，鼻型（Ann Arbor，ⅠE期A）。

二、体位及固定方式

绝大部分患者的病灶位于上呼吸消化道中线结构，一般采取仰卧位，大面罩固定，如预计CTV包括鼻腔，应使用口含器以避免舌头受高剂量照射。扫描范围：颅顶至锁骨头下2 cm。如病灶位于其他结外部位，视具体部位决定体位固定方式及扫描范围。

三、靶区勾画

（一）靶区勾画原则

与其他亚型的非霍奇金淋巴瘤不同，此型淋巴瘤的CTV除了影像上可见肿瘤累及的解剖结构，还需包括累及范围周围的正常解剖结构，可不做颈部淋巴结预防性放疗，但仍有争议。如颈淋巴结受累，需包括患侧受累的淋巴结区（图23-4~图23-8，红色代表CTV，绿色代表PTV）。

（二）放疗技术及剂量

采用调强放疗技术，处方剂量50 Gy/25 Fx。

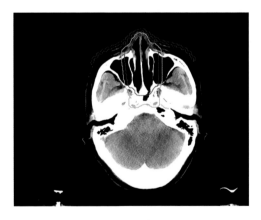

图23-4　CTV鼻腔层面
鼻腔受累者，CTV应包括双侧鼻腔、双侧前组筛窦、硬腭和受累侧上颌窦。

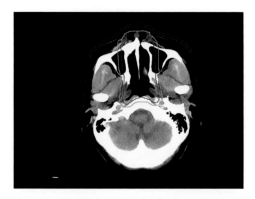

图23-5　CTV鼻咽层面

如肿瘤临近后鼻孔或侵犯鼻咽，需包括鼻咽。

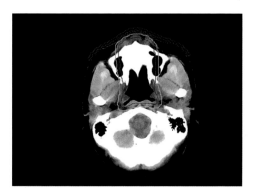

图23-6　硬腭层面

下界至硬腭。

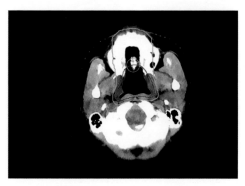

图23-7　CTV韦氏环层面

韦氏环受侵需包括整个韦氏环结构（当鼻咽受侵时，CTV除韦氏环外，还应包括双侧鼻腔）。

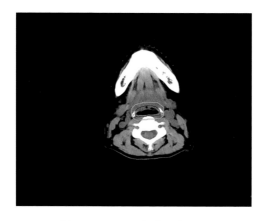

图23-8 CTV颈部淋巴结层面

颈部有淋巴结侵犯需照射患侧颈部累及野，但颈部不给予预防性照射。

（三）正常组织限量

脑干最大剂量<54 Gy；脊髓最大剂量<45 Gy；晶体最大剂量<6 Gy；视交叉最大剂量<54 Gy；视神经最大剂量<54 Gy；颞下颌关节最大剂量<70 Gy；腮腺V30<50%；咽喉V35<50%；垂体平均剂量≤50 Gy；甲状腺平均剂量≤45 Gy。

四、讨论

结外NK/T细胞淋巴瘤，其病理以血管中心性、大量坏死和血管浸润为主要特点，背景中肿瘤细胞少，临床表现为较多的反应性急性或慢性炎症细胞。结外NK/T细胞淋巴瘤大部分为NK细胞来源(EBV+CD56+)，极少部分为细胞毒性T细胞(EBV+CD56-，CD3e+)。

鼻NK/T细胞淋巴瘤原发鼻腔；鼻型NK/T细胞淋巴瘤原发于鼻以外的其他结外器官，但具有相同的病理特征。

国内外治疗结外NK/T细胞淋巴瘤实际上到目前为止没有标准统一治疗方案。

（一）早期（Ⅰ～Ⅱ期）

局部放射治疗是对初诊早期ENKTL患者的最重要治疗模式，对ENKTL患者肿瘤的局部控制和提高总生存和无病生存有着重要作用，对无危险因素的Ⅰ期患者，前期放疗对生存期更有益。推荐的肿瘤放射剂量为≥50 Gy。新诊断的局限期ENKTL一线放射治疗有2种主要方式。

韩国和我国均进行了大数据的回顾性研究，发现NK/T细胞淋巴瘤的不良预后因素。韩国的预后因素包括B症状、分期≥Ⅲ期，乳酸脱氢酶（LDH）、淋巴结或远处侵犯和血浆EBV-DNA表达水平；我国确立的预后Nomogram（CLCG Nomogram），危险因素包括：年龄、分期、原发肿瘤侵犯范围（PTI）、LDH和ECOG评分。

单纯放射治疗：推荐用于局限期（Ⅰ期）患者，无危险因素者。

化疗联合局部放疗：推荐用于Ⅰ期伴有危险因素的患者，或Ⅱ期的患者。分为同步放化疗和序贯放化疗。

同步放化疗对疾病有局部和全身控制的作用，常用的方案是放疗联合含铂类药物的化疗，如RT-DeVIC（地塞米松、依托泊苷、异环磷酰胺、卡铂）、RT-DEP（地塞米松、依托泊苷、顺铂）、RT-ESHAP（依托泊苷、类固醇激素、大剂量阿糖胞苷、顺铂）、RT-VIPD（依托泊苷、异环磷酰胺、顺铂、地塞米松）、RT-VIDL（依托泊苷、异环磷酰胺、地塞米松、左旋门冬酰胺酶）、RT-MIDLE（甲氨蝶呤、异环磷酰胺、地塞米松、左旋门冬酰胺酶、依托泊苷）和RT-GDP（吉西他滨、地塞米松、顺铂）。但同步放化疗的完成率偏低，治疗相关毒性发生率较高，同步放化疗的相关临床试验仅在日韩开展，国内一般采用放化疗序贯或"三明治"的治疗模式。

序贯放化疗主要有2种类型：一种是化疗序贯放疗，另一种为"化疗–放疗–化疗"的三明治治法。自2000年起，东亚地区开始使用SMILE方案（地塞米松、甲氨蝶呤、异环磷酰胺、L-天门冬酰胺酶、依托泊苷），以后用培门冬酶代替L-天门冬酰胺酶后称改良SMILE方案。目前各肿瘤中心一般采用含门冬酰胺酶的非CHOP样方案，其ORR率明显优于CHOP样方案。

（二）进展期（Ⅲ~Ⅳ期）或复发/难治性ENKTL

Ⅲ~Ⅳ期鼻型ENKTL和任何鼻外型病变的患者治疗策略以全身治疗为主，推荐采用含L-天门冬酰胺酶/培门冬酶（聚乙二醇包裹的门冬酰胺酶）、吉西他滨、甲氨蝶呤、长春新碱等的联合化疗，常用LVD（L-天门冬酰胺酶、长春新碱、地塞米松）、AspaMetDex（L-天门冬酰胺酶、甲氨蝶呤、地塞米松）或SMILE方案±放疗；或与DeVIC、VIPD方案同步放化疗。

（三）造血干细胞移植（HSCT）

目前的共识是对于局限期ENKTL，CR后采用巩固性造血干细胞移植（hematopoietic stem cell transplantation，HSCT）并非必要，但对于进展期或复发、难治的NK/T细胞淋巴瘤在化疗或联合免疫治疗后取得CR和PR的患者，HSCT可能是合适的选择，如果有匹配的供者，首选异基因HSCT；对于Ⅳ期的患者，诱导治疗取得CR或PR后，可考虑行HSCT；对处于疾病进展期或难治复发的ENKTL患者，采用何种移植方式仍有争议。美国血液和骨髓移植协会推荐HSCT用于化疗敏感的复发局限期疾病，或进展期获得CR后一线的巩固治疗，可采用自体HSCT或异基因HSCT，在欧洲则主要推荐自体HSCT，亚洲则提出对高危患者一线异基因HSCT巩固有益。

（四）新的治疗方法

新的治疗方法包括免疫细胞治疗和免疫检查点抑制药（帕博利珠单抗，纳武利尤单抗体），其他新药包括阿仑单抗、色瑞替尼、达雷木单抗、雷那度胺、组蛋白去乙酰化酶（HDAC）抑制药西达本胺的应用均有报道。目前化疗联合PD1/PD-L1和（或）靶向药物的临床试验正在开展中。

总体来说，ENKTL是一种高度侵袭性的地域分布性明显的淋巴瘤，目前仍缺少标准治疗。治疗上首先应根据肿瘤累及的部位和危险因素分层。早期局限型应强调放射治疗的作用，化疗应联合含铂类或左旋门冬酰胺酶的药物，避免应用蒽环类药物，有助于提高诱导化疗疗效。HSCT对于改善高危和进展期患者的预后有重要的作用。疾病进展的患者预后很差，新型免疫抗体和细胞治疗是将来最有发展前景的治疗药物和方法。

参考文献

[1] Oshimi K. Progress in understanding and managing natural killer-cell malignancies[J]. Br J Haematol, 2007, 139(4): 532-544.

[2] Hattori Y, Murai T, Iwata H, et al. Chemoradiotherapy for localized extranodal natural killer/T-cell lymphoma, nasal type, using a shrinking-field radiation strategy: multi-institutional experience[J]. Jpn J Radiol, 2016, 34(4): 292-299.

[3] Yang Y, Zhu Y, Cao JZ, et al. Risk-adapted therapy for early-stage extranodal nasal-type NK/T-cell lymphoma: analysis from a multicenter study[J]. Blood, 2015, 126(12): 1424-1432; quiz 1517.

[4] Kwong YL, Kim SJ, Tse E, et al. Sequential chemotherapy/radiotherapy was comparable with concurrent chemoradiotherapy for stage I/II NK/T-cell lymphoma[J]. Ann Oncol, 2018, 29(1): 256-263.

[5] d'Amore F, Gaulard P, Trümper L, et al. Peripheral T-cell lymphomas: ESMO Clinical Practice Guidelines for diagnosis, treatment and follow-up[J]. Ann Oncol, 2015, 26 Suppl 5: v108-v115.

[6] Tse E, Kwong YL. The diagnosis and management of NK/T-cell lymphomas[J]. J Hematol Oncol, 2017, 10(1): 85.

[7] Yamaguchi M, Suzuki R, Oguchi M. Advances in the treatment of extranodal NK/T-cell lymphoma, nasal type[J]. Blood, 2018, 131(23): 2528-2540.

靶区勾画视频

扫码在线观看靶区勾画视频

（马学军，孙文洁，王博妍，伍瑞燕，李春艳）

第二十四章 胃恶性淋巴瘤

一、临床资料

（一）简要病史

患者，男性，46岁。患者于2017年7月3日体检，胃镜提示胃体浅表性溃疡，幽门螺杆菌（helicobacter pylori，Hp）（＋）。病理检查提示：黏膜内弥漫性淋巴组织增生，倾向恶性淋巴瘤，Hp（＋），免疫组化考虑胃体结外边缘区淋巴瘤，恶性淋巴瘤（malignant lymphoma，MALT）。后予抗Hp治疗，治疗后复查Hp（－），2018年5月28日外院超声胃镜提示肿瘤较前进展。病程中无发热、消瘦、盗汗。

（二）相关检查

（1）体格检查：身高170 cm，体重60 kg，美国东部肿瘤协作组（ECOG）体力状态评分1分。一般情况尚好，全身浅表淋巴结扪未及肿大，心肺听诊无异常，腹部无压痛。

（2）辅助检查：

PET-CT（2017年7月7日，外院）：胃体小弯侧黏膜轻度增厚，余胃壁未见结节样增厚及氟代脱氧葡萄糖（FDG）代谢异常增高。

骨髓穿刺（2017年7月28日，外院）：未见淋巴瘤累犯。

超声内镜（2017年9月25日，外院）：考虑胃MALT淋巴瘤。

病理会诊（2018年7月24日，本院）：（胃体，活检）黏膜相关淋巴组织结外边缘区淋巴瘤。肿瘤细胞：CD20（＋），CD43（＋），CD3（－），CD10（－），Bcl-2（＋），Bcl-6（－），MUM1（－），CD5（－），cyclin D1（－），Ki-67（＋，2%~5%）；浆细胞：kappa（部分＋），lambda（部分＋）；滤泡树突细胞：CD21（＋），CD23（＋）；上皮细胞：AE1/AE3（＋）。

超声内镜（2018年5月28日，外院）：考虑胃MALT淋巴瘤（较前进展）。

（三）诊断

胃MALT淋巴瘤（Ann Arbor， ⅠE期A）。

二、体位及固定方式

仰卧位，多功能体板+脚垫固定，定位前患者应禁食2~3小时，也可以在禁食6小时后定位前0.5小时少量饮食，并在每次放疗前0.5小时固定此饮食量。扫描范围：从膈顶到第4腰椎下缘。

如未配备4D-CT定位设备，可在常规定位设备下观察记录因呼吸运动造成的胃及横膈在三维各方向上的最大移动度。有条件者建议4D-CT扫描，待患者呼吸平稳时，取10个或以上呼吸时相的图像。如有相应设备且患者合作良好，建议采用呼吸门控技术，以降低呼吸对靶区不确定性的影响。

三、靶区勾画

（一）靶区勾画原则

一般不勾画GTV，CTV包括全胃及贲门、幽门，十二指肠球部；如有周围淋巴结受累，应包括相应的淋巴结组。

常规CT定位后，勾画靶区CTV后，扩边界时因考虑呼吸运动产生的靶区的移动度来扩边界形成PTV；如4D-CT定位，以avg的图像为基准勾画CTV，并选取0°~90°之间不同呼吸时相的图像，与avg图像融合，勾画形成ITV，在此基础上考虑到摆位等系统误差扩边界形成PTV（图24-1~图24-4，红色代表

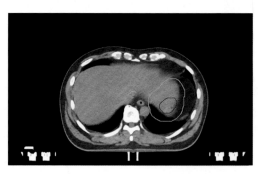

图24-1　CTV（上界层面）
CTV包括全胃（从胃食管交界到十二指肠球部）。

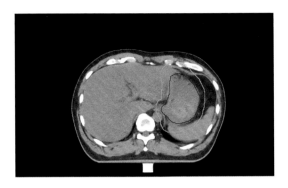

图24-2　CTV（中间层面）

CTV应包含整个胃壁。

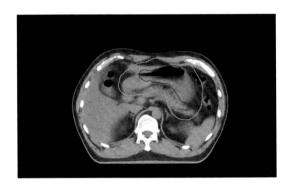

图24-3　CTV（中间层面）

如有胃周淋巴结阳性，需包括在CTV内；胃周淋巴引流区不做预防性照射。

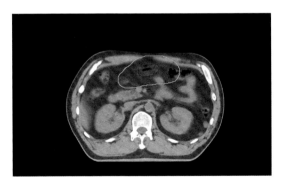

图24-4　CTV（下界层面）

CTV包括全胃（从胃食管交界到十二指肠球部）。

CTV，绿色代表PTV）。

（二）放疗技术及剂量

采用调强放疗技术，处方剂量：24~30 Gy，分割剂量1.5~2 Gy。

（三）正常组织限量

脊髓，最高剂量<45 Gy；心脏，V30<40%；肺，V20<30%；肝脏，V30<30%；肾脏，V20<25%；小肠、结肠，最高剂量<55 Gy。

四、讨论

结外MALT淋巴瘤起源于淋巴结和脾脏以外的结外器官和组织，易累及黏膜上皮，最常见的侵犯部位是胃肠道，占结外MALT淋巴瘤的70%~80%，较常见的非胃肠道部位包括涎腺、甲状腺、眼眶、结膜、肺、皮肤、小肠、胸腺和乳腺等，几乎遍及全身。胃MALT淋巴瘤最为常见，最常见的症状是上消化道出血、上腹痛、消化不良，确诊靠内镜检查和活检。治疗上以保留胃功能的治疗方式为主要手段，如抗幽门螺杆菌（Hp）治疗、放疗、化疗。因为Hp是胃淋巴瘤的致病因素，因此Hp阳性患者，不论分期，先行抗Hp治疗。对于早期患者（Ⅰ~ⅡE期），如抗Hp治疗未达CR，应行放疗。如胃镜活检发现Hp阴性者（Ⅰ~ⅡE期），也可先试用抗Hp治疗，或者首选放疗，呼气试验Hp阴性者可首选放疗。放疗野要包括全胃和邻近受累的淋巴引流区。晚期患者（Ⅲ/Ⅳ期）如有治疗指征，应选择联合或者单药免疫化疗，如有症状影响生活质量可联合局部放疗。

（一）抗Hp治疗

抗Hp治疗为Hp阳性的胃MALT淋巴瘤的首选治疗手段，如肿瘤局限于黏膜层，抗Hp治疗后70%~90%的局部病变出现肿瘤消退，抗感染治疗后根据治疗的效果和残留的淋巴瘤的情况确定后续治疗，如继续观察胃镜随访、放疗等。抗Hp治疗通常包括质子泵抑制药+抗生素+铋剂三联或四联标准治疗。如肿瘤染色体易位，一般为t（11；18）（q21；q21）易位，通常对抗Hp治疗不敏感。

（二）放疗

早期患者的适应证：Hp阳性，但抗Hp无效的Ⅰ~Ⅱ期的患者；Hp阳性，但存在t（11；18）易位、淋巴结受累、病灶浸润深度超过黏膜层者；Hp阴性患者。

晚期患者的适应证：有症状者；患者有意愿行放疗治疗者。

（三）手术治疗

手术治疗需要进行全胃切除，但其明显影响患者的生存质量，而保留胃功能的非手术治疗可取得相同生存率，因此目前手术仅用于出现胃穿孔或胃出血等合并症者。如患者在治疗前检查中发现肿瘤侵犯胃壁全层、穿孔与出血风险大时，也应考虑手术治疗。

（四）免疫化疗

胃MALT淋巴瘤如合并腹盆腔多发淋巴结受累或合并横膈上病变，应进行全身治疗，可选择利妥昔单抗、CHOP/CVP、苯丁酸氮芥、氟达拉滨、来那度胺等治疗。如病变局限但患者有放疗的绝对禁忌证或相对禁忌证，可考虑利妥昔单抗单药或联合化疗。部分高度选择性的晚期患者可密切随访观察。

靶区勾画视频

扫码在线观看靶区勾画视频

（马学军，孙文洁，王博妍，方驰，罗幼君）

复旦肿瘤放射治疗靶区勾画

临床病例精粹

以复旦大学附属肿瘤医院数十个真实案例，系统阐述常见肿瘤放疗适应证、靶区勾画原则、靶区剂量要求和危及器官剂量限制，展现具体靶区勾画实例。

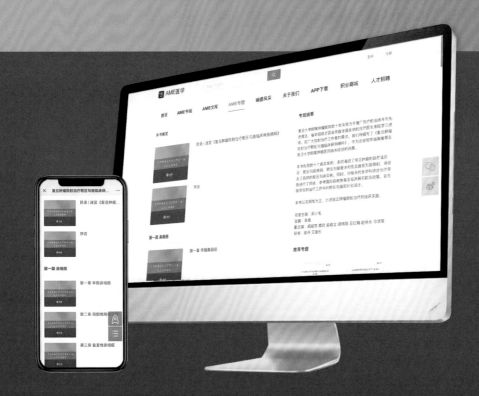

《复旦肿瘤放射治疗靶区勾画临床病例精粹》
在线选读您需要的章节

AME Medical Journals

Founded in 2009, AME has been rapidly entering into the international market by embracing the highest editorial standards and cutting-edge publishing technologies. Till now, AME has published more than 60 peer-reviewed journals (13 indexed in SCIE and 18 indexed in PubMed), predominantly in English (some are translated into Chinese), covering various fields of medicine including oncology, pulmonology, cardiothoracic disease, andrology, urology and so forth (updated on Jun. 2021).

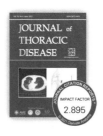
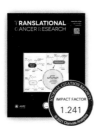
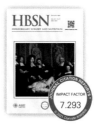

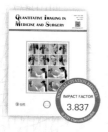
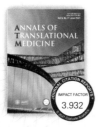
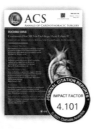
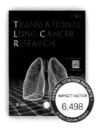
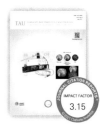

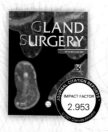
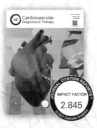
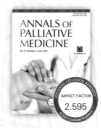
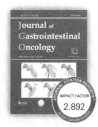
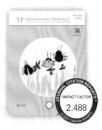

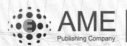

AME | Publishing Company

Academic Made Easy, Excellent and Enthusiastic

欲穷千里目、快乐搞学术